몸이 보내는
마지막
신호들
30

몸이 보내는
중년 이후, 10년 더 건강하게 사는 확실한 방법
마지막 신호들 30

최석재 지음

21세기북스

| 들어가는 글 |

몸이 보내는 신호를
놓치지 않기를

응급실에서 만나는 많은 환자를 보면, 몸은 이미 오래전부터 위기라는 신호를 보내고 있었습니다. 하지만 우리는 그 신호들을 놓치거나 무시하다가, 결국 '마지막' 단계에서야 응급실을 찾게 되죠.

2006년 의과대학을 졸업하고 가천대 길병원에서 인턴 생활을 시작한 후, 2007년부터 응급의학과 전공의 과정을 거치며 응급실에서 환자를 만난 지 19년이 흘렀습니다. 그동안 수많은 환자를 진찰하고 치료하면서, 응급처치 후 수술실이나 병동으로 보내는 일을 반복해왔죠.

하지만 점점 더 많은 환자가 응급실을 찾고 있고, 그 연령대도 갈수록 낮아지고 있어요. 심혈관 질환, 뇌혈관 질환, 만성 대사 질환이 점차 늘고 있고 연령대도 낮아지고 있다는 사실은 통계로도 확인되지만, 응급실 현장에서 더욱 절실히 체감하고 있습니다.

어느 날 이런 생각이 들었습니다. 틀어놓은 수도꼭지는 그대로 둔 채, 넘쳐흐르는 물을 바가지로 퍼내고 걸레로 닦아내기만 하고 있다는 느낌 말입니다. 당장 급한 환자 한 사람 한 사람을 돕고는 있지만, 근본적인 해결책은 제시하지 못한다는 무력감이 밀려왔습니다.

그래서 이 책에 근본적인 해결책을 고민하고 담았습니다. 고혈압, 당뇨병, 고지혈증, 비만, 지방간, 알레르기 질환 그리고 최종적으로 암까지. 이 질병들의 상당 부분이 우리의 식습관과 생활습관에서 비롯된다는 것을 알면서도, 구체적인 방법을 모르거나 실천하지 못하는 것이 현실입니다.

이 책에서는 무엇을 어떻게 실천해야 몸의 악화를 미연에 방지할 수 있는지, 이미 병이 시작된 몸이라 하더라도 어떻게 정상으로 되돌릴 수 있는지를 세세하게 알려드리겠습니다. 단순히 방법만 제시하는 것이 아니라, 왜 그래야 하는지 원리를 설명하고요. 다양한 연구 자료를 통해 과학적 근거를 제시하여 확신을 가지고 실천할 수 있도록 도와드리겠습니다.

현재 우리를 둘러싼 환경은 건강을 위협하는 요소들로 가득합니다. 어디를 가든 쉽게 접할 수 있는 과자, 빵, 음료수 등의 초가공식품들, 더 달고 더 자극적으로 만들어진 공장식 가공식품들이 우리를 유혹합니다. 엘리베이터와 에스컬레이터가 없는 곳이 드물고, 주차장에서 주차장으로 차를 타고 이동하는 일상에서 하루 10분도 걷기 어려운 것이 현실입니다.

하지만 왜 식습관과 생활습관을 바꿔야 하는지, 어떻게 바꿔야 하는지, 그 과학적 근거가 무엇인지 정확히 알게 된다면, 한 사람 한 사람이 변화할 힘을 얻을 수 있다고 믿습니다. 이 책을 통해 그 변화의 힘을 얻길, 몸이 보내는 신호들을 놓치지 않으며, 생기 가득한 삶을 건강하게 영위하길 바랍니다.

이 책을 선택하고 읽어주셔서 감사합니다.

2025년 9월
최석재

차례

들어가는 글 | 몸이 보내는 신호를 놓치지 않기를   4

PART 1 **돌연사의 주범, 심혈관 질환**

1장 심장이 보내는 경고, 심혈관 질환   13
2장 매일의 작은 선택이 심장의 운명을 바꾼다   21
3장 심장의 경고를 읽어라   31
4장 심혈관 질환이 발생했다면? 이렇게 대처하자!   43
5장 심혈관 질환에 대한 흔한 오해와 진실   53

PART 2 **머릿속 시한폭탄, 뇌혈관 질환**

1장 뇌혈관 질환이 무서운 이유   67
2장 무엇이 뇌를 망가뜨리는가?   77
3장 뇌졸중의 전조증상과 패스트(FAST) 법칙   85
4장 시간이 곧 생명? 시간이 곧 뇌!   95
5장 뇌졸중 후 찾아오는 또 다른 재앙, 혈관성 치매   103
6장 뇌 질환에 대한 흔한 오해와 진실   113

PART 3 **침묵의 살인자, 암**

1장 은밀한 침략자, 암의 비밀 **125**
2장 무엇이 암을 부르는가? **137**
3장 한국인이 많이 걸리는 암: 증상은 이렇습니다 **147**
4장 암에 걸렸다면 이것만은 명심하세요 **163**
5장 암에 대한 흔한 오해와 진실 **171**

PART 4 **생활습관이 나를 만든다, 만성 대사 질환**

1장 습관이 만드는 질병, 만성 대사 질환 **181**
2장 2주의 기적, 대사 질환의 도미노를 멈추다 **187**
3장 당뇨병, 혈관을 망가뜨리는 질병 **193**
4장 고혈압과 고지혈증이 만드는 심혈관 질환 **199**
5장 비만과 지방간, 대사 질환의 경고 신호 **205**
6장 대사 질환이 암을 부른다 **211**
7장 만성 대사 질환에 대한 흔한 오해와 진실 **219**

PART 5 응급실과 멀어지는 건강 습관

1장 식습관이 당신의 몸을 만든다 　　　　　　　　**231**
2장 반드시 피해야 할 음식과 생활습관 　　　　　　**245**
3장 운동, 심장과 혈관을 살리는 최고의 약 　　　　**255**
4장 명상과 수면으로 스트레스를 다스려라 　　　　**265**
5장 체온과 산소가 건강을 결정짓는다 　　　　　　**277**
6장 건강 검진, 언제 어떻게 받아야 할까? 　　　　　**289**
7장 건강을 위한 작은 실천 가이드 　　　　　　　　**297**

나가는 글 | 하루하루 조금씩 나아지는 삶 　　　　　　**306**
참고 문헌 　　　　　　　　　　　　　　　　　　　　**310**

PART 1

돌연사의 주범, 심혈관 질환

1장
심장이 보내는 경고, 심혈관 질환

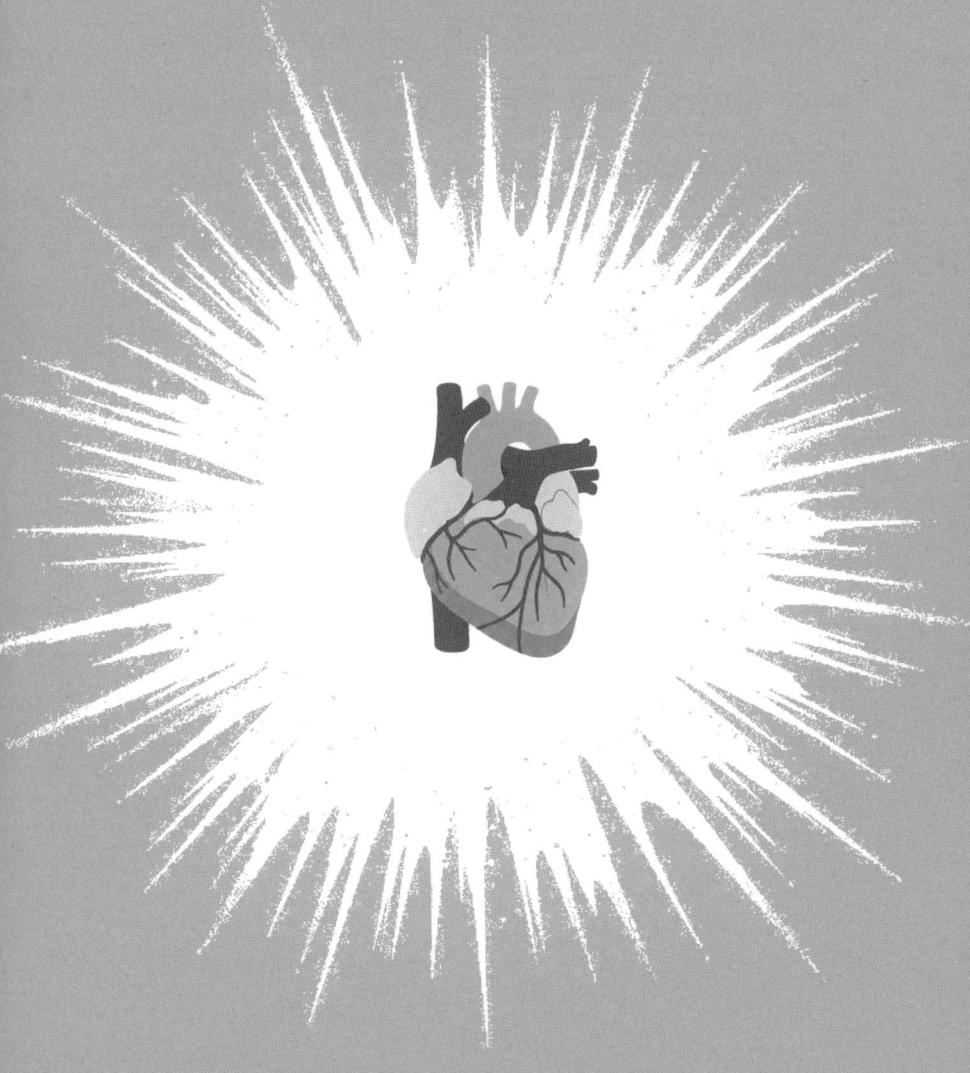

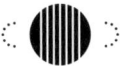

돌연사는 노인들만의 이야기가 아니다

저는 응급의학과 의사로 근무하면서 돌연사 환자들을 여럿 마주해왔습니다. 돌연사의 주요 원인은 바로 심혈관 질환인데요. 안타깝게도, 이는 더 이상 노인들만의 이야기가 아닙니다.

예전에는 교과서에서 "남성은 45세 이상, 여성은 55세 이상일 때 심혈관 질환을 의심하라"라고 배웠습니다. 흉통이 있을 때, 그 나이 이하면 검사를 줄여도 되고, 그 이상이면 검사를 해야 한다고 했죠. 하지만 이제는 나이 기준이 완전히 깨진 지 오래입니다.

최근 통계에 따르면, 20~30대 고혈압 환자는 89만 명으로 추정되나 3분의 1만이 혈압을 조절하고 있습니다.[1] 응급실에서는 30대 심근경색 환자도 종종 보이고, 심지어 20대 심근경색도 드물게 보이고 있습니다.

실제로 수년 전 20대 후반 남성 환자가 가슴 통증을 호소하며 응급실에 왔습니다. 심전도 검사 결과 급성 심근경색이 확인되었는데요. "20대에 심근경색이라니!"라며 의료진 모두 몹시 놀랐던 기억이 납니다. 들어보니 그는 온종일 거의 움직이지 않고 컴퓨터 앞에서 생활하며 끼니는 라면 같은 인스턴트 식품으로 때우는 생활을 지속해왔다더군요.

요즘 젊은이들과 학생들까지 혈관 건강을 악화시키는 환경에 많이 노출되어 있습니다. 과도한 가공을 거쳐 혈당을 급격히 올리는 음식들, 단순 당과 각종 합성 물질이 첨가된 식품들을 너무 많이 섭취하고 있지는 않은지 돌아볼 때입니다.

관상동맥이 막히면

우리 몸의 펌프 역할을 하는 심장은 끊임없이 뛰면서 전신에 산소를 품은 혈액을 공급합니다. 그런데 심장 근육도 산소를 공급받기 위한 혈액이 필요하겠죠? 심장 근육에 혈액을 공급하는 혈관을 '관상동맥'이라고 합니다.

관상동맥이 좁아지거나 막히면 심장에 충분한 혈액이 공급되지 않아 심근(심장 근육)이 손상됩니다. 이것이 바로 허혈성 심장 질환의 메커니즘입니다. 관상동맥 안지름이 보통 50~70% 이상 좁아지면 '협심증'이 발생하고, 완전히 막히면 '심근경색'이 발생합니다.

국내 연구에 따르면, 현장에서 급사하는 병원 밖 심정지 사례의 무려 59.8%가 관상동맥 질환이 원인이었습니다.[2] 심혈관 질환 중에서 우리가 반드시 알아야 할 3가지 질환이 있습니다.

1. 협심증: 관상동맥이 50~70% 이상 좁아지면서 심근으로 가는 혈류가 부족해지는 질환입니다. 심근이 충분한 산소를 공급받지 못해 저산소 상태에 빠지면서 가슴 통증이 나타납니다.

일반적으로 흉통은 1분 이내로 지속되며, 안정을 취하면 증상이 사라지는 것이 특징입니다. 하지만 협심증이 진행되어 관상동맥이 70% 이상, 심하면 90%까지 좁아지는 불안정 협심증으로 악화되면 위험도가 급격히 증가합니다.

2. 심근경색: 관상동맥이 완전히 막혀 심근에 혈액 공급이 차단되고 심근 세포에 괴사가 일어나는 상태입니다. 가슴을 쥐어짜는 듯한 극심한 흉통이 30분 이상 지속되며, 안정을 취해도 사라지지 않는 것이 특징입니다.

3. 대동맥 박리: 대동맥의 안쪽 벽이 일부 찢어지면서 강한 압력을 가진 혈액이 사이 공간으로 들어가 대동맥을 손상시키는 질환입니다. 찢어지는 듯한 극심한 통증이 가슴에서 시작해 등이나 배로 내려가는 것이 가장 전형적인 통증의 양상입니다. 대동맥 박리는 치료하지 않을 경우 일주일 만에 사망률이 70%에 달하는 매우 위험한 질환입니다.

심혈관 질환이
조용한 살인자인 이유

심혈관 질환의 원인이 되는 고혈압과 고지혈증은 '조용한 살인자'라고 불리죠. 이런 병이 진행되는 동안 우리 몸은 특별한 신호를 보내지 않습니다. 그래서 환자들은 "평소에 아무 증상이 없었는데 갑자기 이렇게 됐어요."라고 말하곤 해요. 하지만 실제로는 수년, 때로는 수십 년에 걸쳐 혈관 건강이 서서히 나빠지고 있었던 거죠.

심혈관 질환이 발생했을 때, 상태가 심각하면 아주 짧은 시간에 죽음에 이릅니다. 심근경색의 경우 현장에서 급사하는 걸 면했더라도 2시간 이내에 관상동맥 재개통 치료를 받지 못하면 심장 근육이 영구적으로 손상될 가능성이 큽니다. 대동맥 박리는 증상 발생 후 수 분에서 수 시간 내에 사망할 수 있습니다.

가장 무서운 것은 따로 있습니다. 심근경색이 발생하자마자 심근이 부르르 떨며, 전신에 혈액을 보내는 펌프 기능을 잃는 '심실세동'에 빠졌을 때입니다. 뇌로 가는 혈류가 없어진 상태이기 때문에 1분이 지나고부터 뇌세포 손상이 시작되고요. 4분이 지나면 비가역적 뇌 손상이 진행됩니다. 즉시 심폐소생술을 하지 않으면 1분에 10%씩 사망률이 올라갑니다.

다음 항목 중 해당하는 것이 많을수록 심혈관 질환의 위험이 커집니다. 여러분은 이 중 몇 가지 항목에 해당하나요?

- **고혈압**: 안정 혈압이 지속해서 140/90mmHg 이상인 경우
- **고지혈증**: 총콜레스테롤이 240mg/dL 이상 또는 LDL 콜레스테롤

이 160mg/dL 이상인 경우

- **당뇨병**: 공복 혈당이 126mg/dL 이상 또는 당화혈색소 **HbA1c**가 6.5% 이상인 경우
- **비만**: BMI가 25 이상인 경우(특히 복부 둘레 남성 90cm 여성 85cm 이상)
- **흡연**: 현재 흡연 중이거나 최근에 끊은 경우(전자담배 포함)
- **과도한 음주**: 하루 3잔 이상, 주 3회 이상 마시는 경우(주종 불문)
- **운동 부족**: 주 3회 이상, 30분 이상의 유산소 운동을 하지 않는 경우
- **스트레스**: 만성적인 스트레스에 노출된 경우
- **가족력**: 부모나 형제자매가 젊은 나이에 심혈관 질환을 앓은 경우
- **나이**: 남성 45세 이상, 여성 55세 이상(점차 젊은 나이에서 발생)

이 중 하나라도 해당한다면 심혈관 건강에 신경 써야 합니다. 여러 항목에 해당한다면 정기적인 검진을 통해 심혈관 상태를 확인하고, 주치의의 조언에 따라 관리하는 것이 중요합니다.

2장
매일의 작은 선택이 심장의 운명을 바꾼다

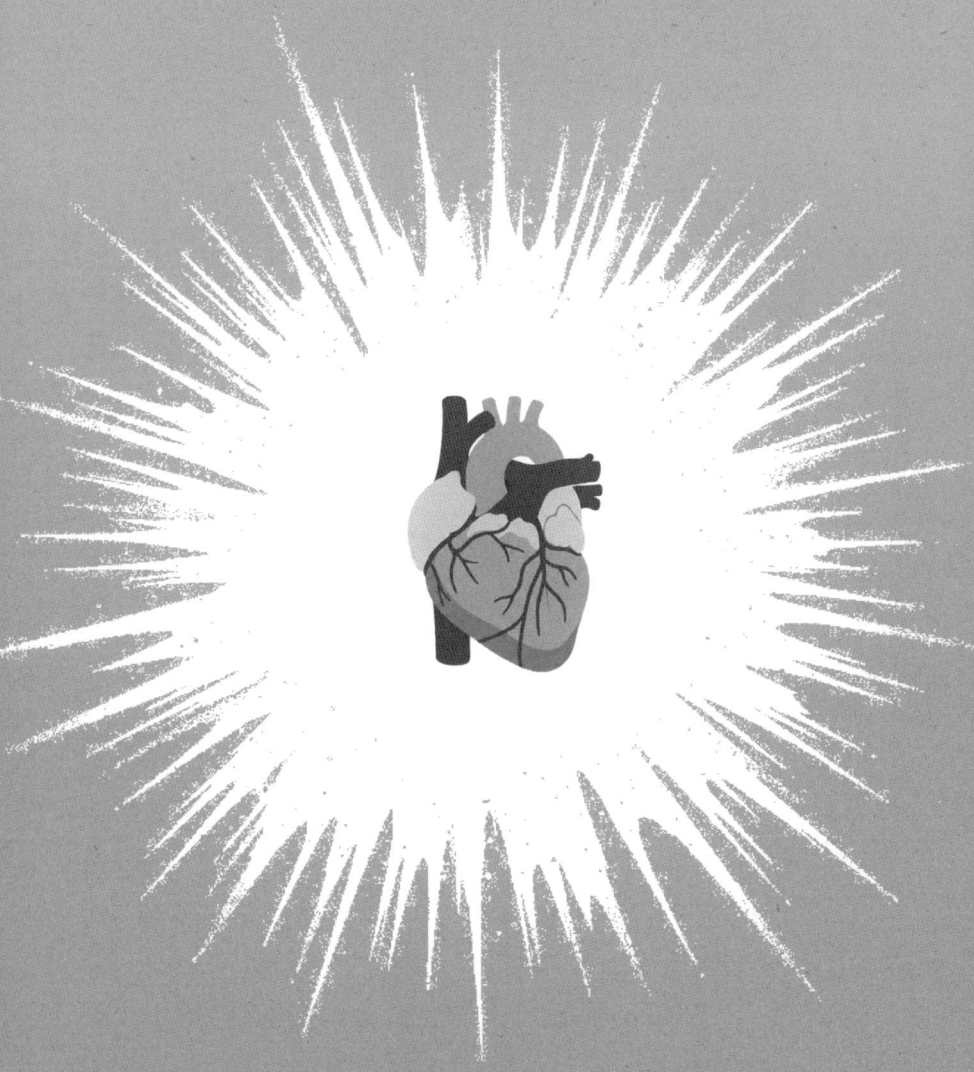

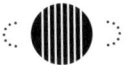

혈관 건강을 해치는
생활습관 3가지

아침에 일어나면서부터 잠들기 전까지, 우리는 매일 수많은 선택을 합니다. '엘리베이터를 탈까, 계단을 이용할까?', '오늘 저녁은 치킨에 맥주 한잔할까, 건강한 식사를 할까?', '이번 주말에는 운동할까, 아니면 그냥 쉴까?' 이런 작은 선택들이 모여 생활습관을 형성하고, 결국 나의 심장과 혈관의 미래를 결정합니다.

혈관 건강을 해치는 생활습관은 크게 3가지로 요약할 수 있습니다.

1. 잘못된 식습관

과도한 지방, 특히 포화지방과 트랜스지방이 많은 음식, 과다한 탄수화물, 고염분 식단은 혈관 건강에 치명적입니다.

심근경색으로 응급실에 온 40대 남성이 있었습니다. 그는 거의 매일 저녁 삼겹살과 라면에 소주를 즐겼다고 하네요. "지난 건강 검진에서 별문제 없었어요"라며 자기 건강 상태에 자신이 있어 했지만, 결국 관상동맥이 완전히 막혀 응급 상황이 온 거죠. 다행히 빠른 치료로 생명을 구했지만, 그의 다른 혈관들 또한 이미 심각하게 좁아져 있었습니다.

2. 운동 부족

규칙적인 운동은 혈관 건강에 필수적입니다. 운동은 혈액을 빠르게 순환시키고 체온을 올리고 심장 박동을 증가시켜 심장 근육을 강화합니다. 하지만 요즘 현대인은 앉아 있는 시간이 너무 많아 '의자 중독'이라는 표현이 있을 정도예요.

한 연구에서는 앉아서 보내는 시간이 하루 10.6시간을 초과할 경우 심부전 및 심혈관 질환으로 인한 사망 위험이 40~60% 증가하는 것으로 나타났습니다.[3] 반대로 중강도 운동을 주 5회 이상 하는 경우 심혈관 질환 사망 위험이 28~38% 감소했습니다.[4]

3. 흡연

흡연은 혈관 건강의 가장 큰 적입니다. 담배에 포함된 니코틴은 혈관을 수축시키고, 일산화탄소는 산소 운반 능력을 저하시킵니다. 또한 담배의 독성 물질들은 혈관 내벽에 염증을 일으켜 동맥경화를 촉진합니다. 간혹 "담배를 피우면 가슴이 답답해요"라고 호소하는 환자들이 있는데, 이는 담배가 혈관을 심하게 수축시켜 발생하는 협심증 증상일 수 있습니다.

이 3가지 습관은 복합적으로 작용하여 혈관 건강을 더욱 악화시킵니다. 예를 들어, 담배를 피우면서 기름진 음식을 즐기고 운동을 하지 않는 사람은 각각의 위험 요소를 단순히 더한 것보다 심혈관 질환 위험이 훨씬 커집니다.

우리가 먹는 음식이 어떻게 혈관에 영향을 미치는지 좀 더 자세히 살펴볼게요. 포화지방이나 트랜스지방은 LDL 콜레스테롤(나쁜 콜레스테롤)을 늘려서 혈관 벽에 기름때가 쌓이게 만듭니다. 마치 수도관 안쪽에 때가 끼는 것처럼, 혈관 내벽에도 기름기가 점점 두껍게 쌓이는 거죠.

이렇게 쌓인 기름때는 혈관을 딱딱하게 만들고 혈관 안쪽을 좁게 만듭니다. 원래 부드럽고 넓었던 혈관이 플라스틱 파이프처럼 딱딱해지고 지름도 좁아지는 거예요. 결국 혈액이 제대로 흐르지 못하게 되어 심장과 온몸 혈관에 문제가 생기게 됩니다.

혈관 벽에 쌓인 기름때는 '플라크'라는 덩어리를 만들면서 그 주변에 염증을 일으킵니다. 마치 상처가 났을 때 빨갛게 붓고 아픈 것처럼, 혈관 안에서도 염증이 생기는 거죠. 이 염증은 문제를 더 키웁니다. 몸에서 "여기 문제가 있다!"라며 더 많은 지방 덩어리와 면역 세포들을 보내게 되고요. 이것들이 모여서 플라크를 점점 더 크게 만듭니다.

결국 원래 넓었던 혈관 안쪽이 점점 좁아지다가, 어느 순간 혈관 안에서 피가 굳어 덩어리(혈전)가 생겨버립니다. 이 핏덩어리가 좁아진 혈관을 완전히 막아버리면, 그 순간 심근경색이나 뇌경색 같은 응급상황이 발생하는 겁니다.

흡연과 음주가 심장 질환을 키우는 방식

앞서 언급했듯, 흡연은 심혈관 질환의 주요 위험 요인이에요. 담배 연기에는 7,000개 이상의 화학 물질이 포함되어 있는데, 그중 수백 개는 독성 물질이고 70개 이상은 발암물질입니다. 흡연 시 발생하는 물질 중 건강에 가장 해롭다고 알려진 3가지 물질은 타르, 니코틴, 일산화탄소CO입니다.

그중 타르는 '담뱃진'이라고도 불리는데 각종 독성 물질과 20여 종의 발암물질이 들어 있습니다. 니코틴은 강력한 혈관 수축제로 역할 해 심박수와 혈압을 상승시키고 심장 기능에 부담을 줍니다. 또한 일산화탄소는 산소보다 200배 강한 힘으로 헤모글로빈에 결합해서 혈액의 산소 운반 능력을 감소시킵니다.

담배를 피우면 혈액이 끈적끈적해지고 혈소판이 뭉치기 쉬워져 혈전 생성 위험이 커집니다. 또 흡연은 혈관 내벽에 직접적인 손상을 주어 염증 반응을 촉진하고 동맥경화를 악화시킵니다. 간접흡연 역시 비흡연자의 심혈관 질환 위험을 25~30% 증가시켜요.[5]

과도한 음주도 심장에 해롭습니다. 알코올은 혈압을 상승시키고, 부정맥 위험을 높이며, 심장 근육을 약화시킵니다. 특히 폭음은 심장의 전기적 활동을 방해하는데요. '홀리데이 하트 신드롬'이라 불리는 일시적인 심방세동을 유발할 수 있습니다.

오랜 기간 과도한 음주를 계속하면 알코올성 심근병증이 발생할 수 있는데, 이는 심장 근육이 약해져 심장 기능이 저하되는 상태입니다. 또한 알코올은 간에서 분해되기 때문에 과도한 음주는 간 손상을 일으키고요. 이는 결국 전신 에너지 대사에 영향을 미쳐 심혈관 건강을 더욱 악화시킵니다.

많은 사람이 물어봅니다. 소량의 적절한 음주는 혈관 건강에 도움이 되지 않느냐고요. 실제 적정 음주량 개념이 있죠. 주 2회 이하, 남성의 경우 하루 2잔, 여성은 하루 1잔 이하입니다. 우리가 술자리에서 마시는 술의 양에 비하면 매우 적죠.

이것도 희석식 소주에는 해당 사항이 없고 과실주나 와인과 같은 항산화 물질이 풍부한 술의 경우에만 적용됩니다. 최근 연구에 따르면, 심혈관 건강을 위한 '안전한' 음주량은 없다는 견해도 있습니다.

스트레스와 수면 부족이
혈관을 공격한다

스트레스를 받으면 우리 몸에서는 코르티솔, 아드레날린, 에피네프린 같은 스트레스 호르몬이 분비됩니다. 이 호르몬들은 혈관을 수축시켜 혈압을 상승시키고 심장 박동수를 증가시켜요.

단기적인 스트레스는 우리 몸의 자연스러운 방어 기전이지만, 만성적인 스트레스는 지속해서 혈관에 압력을 가하고 염증 반응을 촉진하여 심혈관 질환의 위험을 높입니다.

특히 새벽이나 극심한 스트레스를 받을 때는 혈관이 갑자기 '꽉' 조여드는 현상이 일어날 수 있습니다. 마치 근육에 쥐가 나듯이 혈관도 순간적으로 경련을 일으키는 거죠. 혈관이 실제로 막힌 건 아닌데도 심근경색처럼 가슴이 아플 수 있습니다.

실제로 새벽에 119로 실려 온 50대 남성 환자가 있었습니다. 심전도를 찍어보니 심근경색과 똑같은 패턴이 나왔어요. 그런데 급하게 시술에 들어가 혈관 촬영을 해보니 막힌 곳이 전혀 없이 깨끗했습니다.

이런 상태를 '변이형 협심증'이라고 부릅니다. 혈관에 때가 끼거나 막힌 게 아니라, 갑작스러운 기온 변화나 담배 연기 같은 자극에 혈관이 과민반응을 보여서 순간적으로 쪼그라드는 겁니다. 실제 막힘은 없지만, 증상은 진짜 심근경색만큼 심하게 나타납니다.

수면 부족 역시 심각한 문제입니다. 우리 몸은 편안하고 안정된 상태로 잠을 잘 때 흥분된 교감신경을 이완하면서 회복 능력이 최대화되고 치유됩니다. 반대로 수면이 부족하면 스트레스 호르몬 분비가 증가하고, 혈압이 상승하며, 염증 반응을 증가시켜요. 또 수면이 부족하면 식욕을 억제하는 렙틴 호르몬은 감소하고, 반대로 식욕을 촉진하는 그렐린 호르몬이 증가해요. 그 결과 과식과 비만 위험을 높이게 됩니다.

수면과 심장병과의 상관관계를 살펴본 연구에 따르면, 습관적으로 6시간 미만 잠을 자는 사람은 7~8시간 자는 사람보다 심장병 위험이 최대 48% 더 높았습니다.[6] 특히 교대 근무자나 잦은 야근으로 수면 패턴이 불규칙한 사람들은 심혈관 건강에 더 주의를 기울여야 합니다.

충분한 수면과 스트레스 관리는 혈관 건강 유지에 필수입니다. 잠을 잘 자고 편안할 때 스트레스 호르몬이 감소하고 교감신경도 안정됩니다. 반면 밤새 깨어 있거나 극도의 스트레스 상태에서는 우리 몸이 마치 맹수가 옆에 있는 것처럼 긴장 상태에 놓이게 돼요.

이처럼 심장과 혈관을 망가뜨리는 생활습관은 하루아침에 형성되지 않습니다. 수년에 걸쳐 서서히 쌓인 작은 선택이 모여 어느 날 큰 문제로 나타난다는 것을 잊지 마세요.

3장

심장의 경고를 읽어라

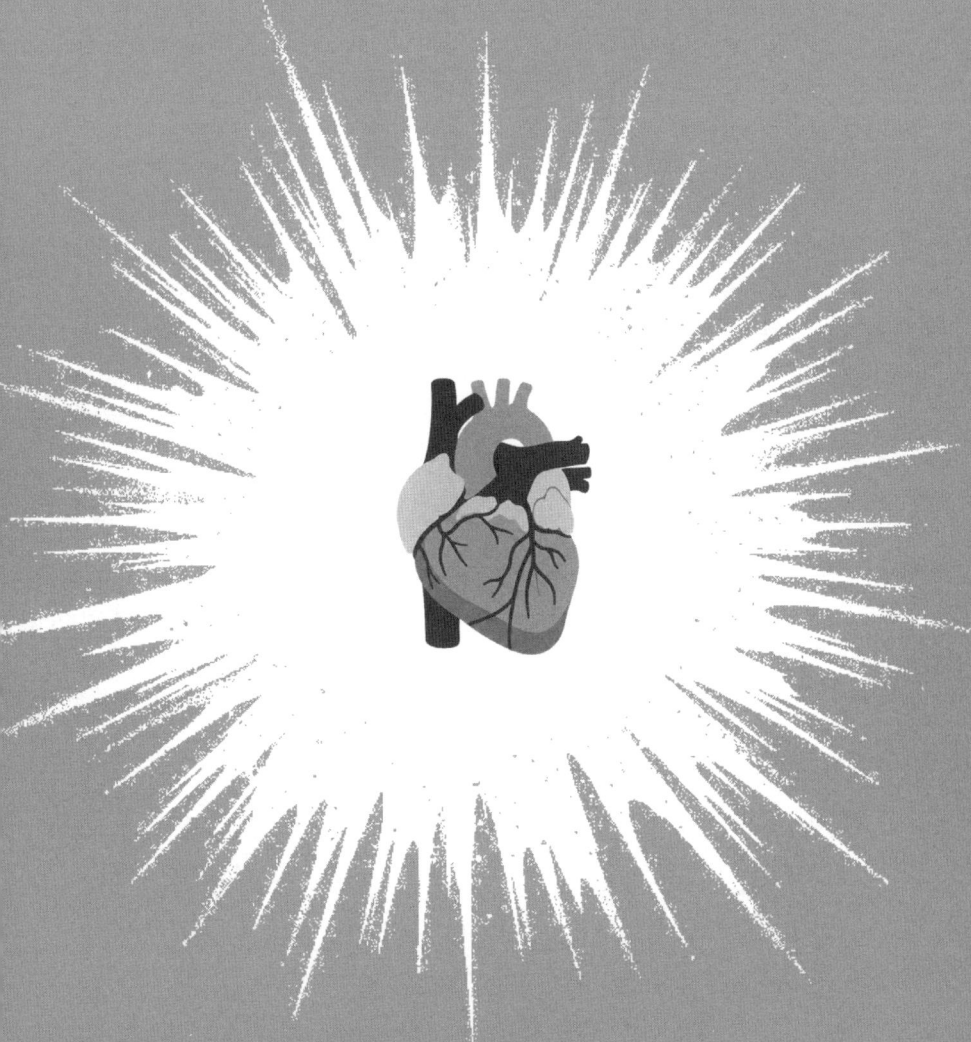

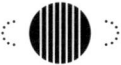

몸의 신호를 무시하지 말자

응급실에서 근무하다 보면 "왜 진작 오지 않으셨어요?"라는 질문을 자주 하게 됩니다. 그러면 환자들은 흔히 "별거 아닌 줄 알았어요", "바빠서 병원에 올 시간이 없었어요", "통증이 사라져서 괜찮은 줄 알았어요"라고 답합니다. 아이고, 저는 그런 말을 들으면 너무나 답답합니다. 다른 질환도 그렇지만 심혈관 질환에서는 특히 몸의 신호를 무시했다가는 치명적인 결과로 나타날 수 있어요.

운동할 때 가슴이 조여온다면

협심증은 심장 근육에 산소와 영양분을 공급하는 관상동맥이 좁아져 심장에 충분한 혈액이 공급되지 않을 때 나타나는 증상입니다. 보통 관상동맥이 약 50-70% 이상 좁아졌을 때부터 증상이 나타나기 시작합니다.

1. 가슴 통증 또는 압박감

운동이나 심한 활동, 스트레스 상황에서 주로 발생합니다. 가슴 중앙이나 왼쪽 또는 오른쪽에서 느껴지며 목, 턱, 왼쪽 어깨, 팔로 퍼지기도 합니다. 환자들은 이 느낌을 "가슴을 누르는 듯하다", "조이는 듯하다", "묵직하다"라고 표현합니다.

2. 휴식 시 호전

일반적으로 통증은 계단을 오르거나 언덕을 올라갈 때 통증이 심해지고, 멈추면 좋아지는 패턴이 반복됩니다. 5분 이내로 지속되며, 휴식을 취하면 사라집니다. 이것이 심근경색과 구별되는 특징입니다.

3. 식사 후 증상

식후에 소화를 위해 혈류가 소화기관으로 집중되면서 증상이 나타날 수 있습니다. 이를 '식후 협심증'이라고 하는데, 역류성 식도염과 혼동될 수 있어 주의가 필요합니다.

4. 추위에 노출 시 악화

추운 날씨나 갑작스러운 기온 변화는 혈관을 수축시켜 협심증 증상을 악화시킬 수 있습니다. 기온이 떨어지거나 추운 환경에서 흉통이 발생한다면 협심증 가능성을 의심해봐야 합니다.

협심증은 불안정 협심증으로 악화할 수 있으며, 이는 심근경색의 전 단계로 볼 수 있습니다. 휴식 시에도 나타나거나, 점점 약한 활동에도 발생하거나, 통증의 강도와 지속 시간이 증가한다면 즉시 치료가 필요한 응급상황입니다.

가슴을 짓누르는 극심한 통증

심근경색은 관상동맥이 완전히 막혀, 심장 근육으로 가는 혈액 공급이 차단되어 심근 세포가 괴사하는 상태입니다. 이는 생명을 위협하는 응급상황으로, 즉각적인 조치가 이뤄지지 않으면 사망하거나 심각한 후유증이 나타날 수 있습니다.

1. 극심한 가슴 통증

압박감, 쥐어짜는 듯한 느낌, 가슴을 짓누르는 듯한 통증이 갑자기 시작됩니다. 환자들은 흔히 "코끼리가 가슴을 밟는 것 같다", "가슴이 터질 것 같다"라고 표현합니다. 이 통증은 협심증과 달리 30분 이상 지속되며, 안정을 취해도 사라지지 않습니다. 심근경색 환자의 92%에서 나타나는 가장 흔한 증상입니다.

2. 방사통

통증이 목, 턱, 왼쪽 어깨, 팔로 퍼지는 경우가 있습니다. 특히 왼쪽 팔 안쪽으로 퍼지는 통증은 심근경색의 특징적인 증상입니다. 또한 흉통 대신 상복부 통증을 호소하는 예도 있어 "급체했다"라고 표현하기도 합니다. 응급실에서 복통 환자에게도 반드시 심전도를 확인하는 이유입니다. 이는 심근경색 환자의 36%에서 나타납니다.

3. 동반 증상

호흡곤란, 식은땀, 메스꺼움, 구토, 어지러움, 실신 등이 함께 나타날 수 있습니다. 이런 증상들이 가슴 통증과 함께 나타난다면 심근경색일 가능성이 매우 큽니다. 심근경색 환자의 34%에서 나타납니다.

4. 극심한 피로감

일부 환자들은 갑작스러운 극심한 피로감을 경험합니다. 특히 고령자나 당뇨 환자는 통증 없이 이런 비전형적인 증상만 나타날 수 있어 '조용한 심근경색 Silent MI'이라고 부릅니다. 이는 심근경색 환자의 10%에서 나타납니다.

40대 중반의 남성이 가슴 통증과 호흡곤란으로 응급실에 온 적이 있습니다. 그는 증상이 시작된 지 6시간이 지나서야 병원에 왔는데, "담 결린 줄 알았다"라고 하더군요. 안타깝게도 그사이 심장 근육 손상이 많이 진행되어 합병증 발생 위험이 큰 상태였죠. 증상 발생 즉시 응급실을 찾았다면 혈관 재개통 시술로 완전히 회복할 수 있었을 텐데 하는 아쉬움이 컸습니다.

이런 '비전형적' 증상은 남성보다 여성에게서 더 흔하게 나타납니다. 고령자, 당뇨 환자도 비전형적인 증상을 보일 수 있어 더욱 주의가 필요합니다.

대동맥 박리: 갑자기 찢어지는 듯한 통증이 온다면

대동맥 박리는 대동맥의 내벽이 찢어져 혈액이 대동맥벽 사이로 들어가면서 대동맥벽이 두 갈래로 갈라지는 질환입니다. 이는 매우 위험한 응급상황으로, 즉시 치료하지 않고 그대로 두면 사망률이 24시간 이내에 47.3%, 48시간 이내에 55.0%, 2주 이내에 76.7%에 이를 만큼 매우 심각한 질환입니다.[7]

1. 갑작스러운 극심한 통증

환자들은 등 안쪽이 '찢어지는 듯한' 또는 '잡아당기는 듯한' 극심한 통증을 경험합니다. 어떤 환자들은 "평생 경험해보지 못한 최악의 통증"이라고 표현하기도 합니다. 이 통증은 주로 가슴 쪽에서 시작해 목이나 등으로 퍼지거나, 복부로 내려가는 양상을 보입니다. 이는 대동맥 박리 환자의 90%에서 나타나는 가장 흔한 증상입니다.

2. 이동하는 통증

대동맥 박리의 특징적인 증상 중 하나는 통증이 몸을 따라 이동한다는 것입니다. 처음에는 가슴에서 시작했다가 점점 등, 배, 다리로 내려가는 느낌이 듭니다. 이런 증상은 대동맥 박리 환자의 71%에서 나타납니다.

3. 혈압 차이

좌우 팔의 혈압이 다르게 측정될 수 있습니다. 찢어진 혈관이 팔로 가는 혈류를 방해하는 경우 발생합니다. 같은 이유로 한쪽 팔의 맥박이 소실될 수 있습니다. 이는 대동맥 박리 환자의 50%에서 나타납니다.

4. 기타 증상

실신, 호흡곤란, 발한, 쇼크 증상(창백함, 차가운 피부, 빠른 맥박)이 나타날 수 있습니다. 대동맥 박리가 진행됨에 따라 머리, 팔, 다리 부위로 가는 혈류가 차단되거나 줄어들어 추가적인 다른 증상이 발생할 수 있습니다.

5. 신경학적 증상

대동맥에서 뇌로 가는 혈관이 영향을 받으면 편마비, 의식 저하, 실신 등의 증상이 나타날 수 있습니다.

어느 날 응급실에 40대 여성이 갑자기 머리가 심하게 아프다며 응급실에 온 적이 있어요. 처음에는 두통 외에 다른 증상은 호소하지 않았습니다. 고혈압약을 복용하는 것 외에는 특이 질환도 없는 상태였습니다. 머리 CT를 찍었지만 뇌출혈은 보이지 않았습니다.

진통제를 투여하며 통증이 조절되길 기다렸지만 호전되지 않았어요. 그래서 마약성 진통제까지 투여하게 되었는데, 통증이 목과 등, 앞가슴으로 내려오는 느낌이 있다고 했습니다. 혈관 문제일 수도 있겠다 싶어 흉부 조영제 CT를 찍었더니 상행 대동맥 박리가 확인되었습니다. 그제야 수술이 가능한 병원으로 이송해 생명을 구할 수 있었는데요. 만약 환자가 두통이 호전되었다며 귀가했다면 몇 시간 내에 사망할 수도 있었던 아찔한 상황이었습니다.

무시해서는 안 되는
4가지 증상

많은 환자가 이런 전조증상을 무시하거나 다른 원인으로 오해합니다. '그냥 소화가 안 되는 거겠지', '요즘 스트레스가 심해서 그런가 보다', '좀 쉬면 나아지겠지'라고 생각하며 병원 방문을 미루는 경우가 많습니다. 그러나 심혈관 질환에서는 시간이 생명입니다.

특히 다음과 같은 경우에는 증상을 더욱 주의 깊게 살펴야 합니다.

1. 심혈관 질환의 위험 요인이 있는 경우

고혈압, 당뇨, 고지혈증, 흡연, 비만, 가족력 등 위험 요인이 있다면 흉통을 단순한 소화불량으로 치부해서는 안 됩니다.

2. 증상이 점점 악화하는 경우

전에는 운동할 때만 나타나던 가슴 통증이 점점 가벼운 활동에도 나타나거나, 통증의 강도가 점점 심해진다면 위험 신호일 수 있습니다.

3. 휴식해도 사라지지 않는 통증

협심증 통증은 보통 휴식 시 좋아지지만, 휴식해도 계속되는 통증은 심근경색의 가능성을 시사합니다.

4. 통증과 함께 다른 증상이 동반되는 경우

가슴 통증과 함께 호흡곤란, 식은땀, 메스꺼움, 실신, 통증의 이동이 나타난다면 즉시 응급실에서 진료를 받아야 합니다.

심혈관 질환의 전조증상은 우리 몸이 보내는 마지막 경고입니다. 이 신호를 놓치지 않고 적절히 대응한다면 생명을 구하고 심각한 합병증을 예방할 수 있습니다. 특히 운동이나 스트레스 상황에서 발생하는 흉통은 결코 가볍게 여겨서는 안 됩니다.

4장
심혈관 질환이 발생했다면? 이렇게 대처하자!

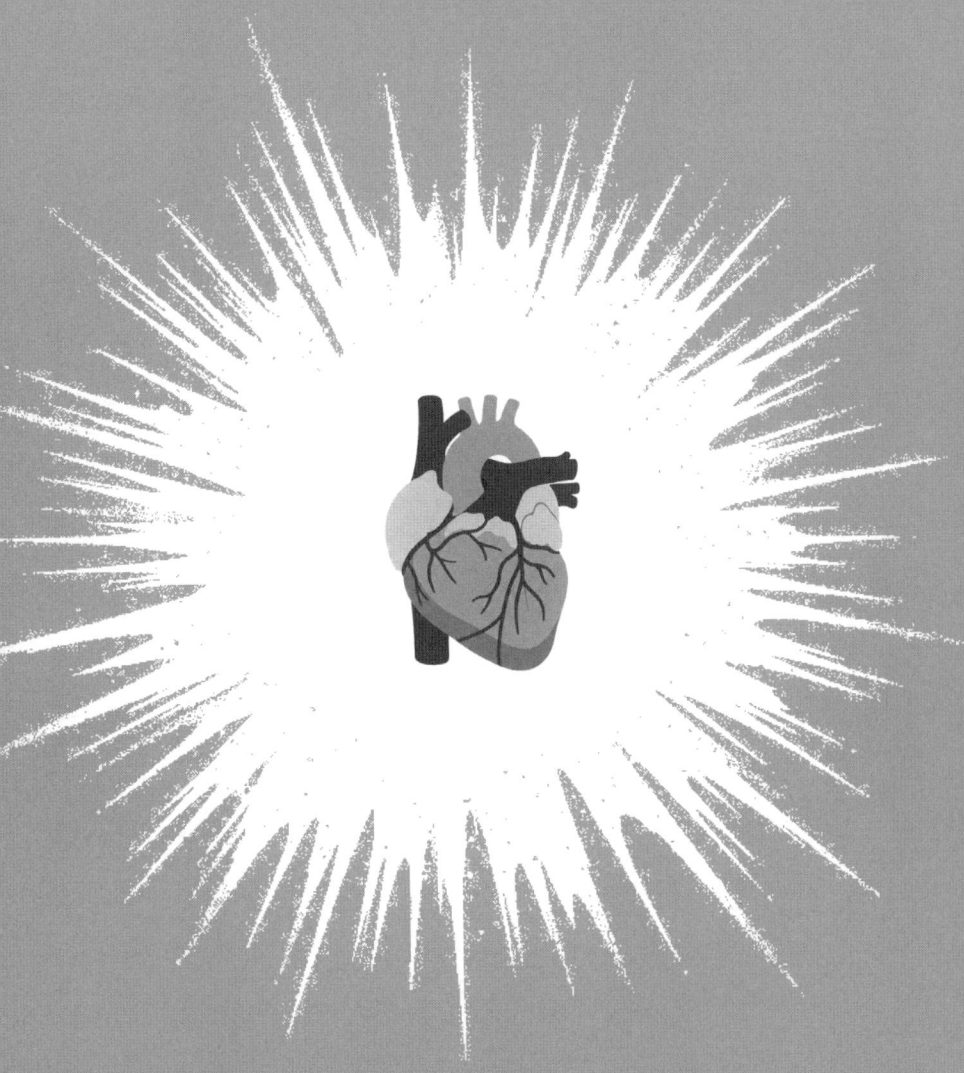

골든타임을 사수하라

심혈관 질환의 응급 상황에서는 "시간이 곧 생명"이라는 말이 있습니다. 얼마나 신속하게 대응하는가에 따라 생존 가능성과 이후의 삶의 질이 크게 달라지기 때문이죠. 응급실을 지키는 의사로서 너무 늦게 도착해 안타까운 결과를 맞이한 환자를 많이 보아왔습니다.

협심증은 관상동맥이 좁아져 심장 근육에 충분한 혈액이 공급되지 못하는 상태입니다. 이때는 심장 근육이 일시적으로 산소가 부족한 상태(허혈 상태)에 빠지지만, 영구적인 손상은 없습니다. 휴식을 취하면 통증이 사라지죠.

하지만 협심증이 악화하여 불안정 협심증이 되면 위험 신호입니다. 이는 곧 심근경색으로 이어질 수 있습니다.

심근경색이 발생하면 혈액 공급이 차단된 심장 근육 세포들이 점차 죽어가기 시작합니다. 여기서 중요한 것이 시간입니다. 심장 근육 세포가 영구적인 손상을 입기 전에 혈류를 다시 회복시켜야 합니다.

심근경색 발생 시 골든타임은 증상 발생 후 '2시간 이내'입니다. 증상 발생 '1시간 이내'에 심혈관 중재 시술이 가능한 응급실에 도착하면 가장 좋습니다. 응급 시술을 준비하면서 당직 시술팀을 호출하는 데 시간이 걸리니까요. 증상 발생 2시간 이내에 심혈관 개통술을 받으면 심장 근육의 영구적인 손상을 최소화할 수 있습니다. 당연히 그 시간이 짧을수록 생존율이 높아지고 예후도 좋습니다.

최근에는 심혈관 중재 시술의 발전으로 최대 4.5~6시간까지 치료가 가능한 예도 있습니다. 하지만 시간이 지날수록 심장 근육 손상이 심해져 합병증 위험이 커져요. 때에 따라 시술 도중 괴사한 혈관 주위 조직이 찢어져 사망에 이르는 예도 있죠. 그래서 가능한 한 빨리 치료받는 것이 중요합니다.

심혈관 질환이 발생했다면 5가지만 기억하자

심근경색 등 심혈관 질환이 의심될 때는 다음과 같은 행동 지침을 따라야 합니다.

1. 즉시 119에 신고하기

자가운전이나 개인 차량으로 병원에 가려고 하지 마세요. 119 구급대원은 현장에서 기본적인 응급처치를 시행하고 심전도 검사까지 할 수 있습니다. 또한 환자의 상태를 미리 병원에 알려 심혈관 중재 시술 팀을 준비시킬 수 있습니다. 이는 병원 도착 후 치료 시간을 크게 단축합니다.

2. 안정 취하기

편안한 자세로 안정을 취하세요. 반드시 모든 활동을 중단하고 앉거나 눕는 것이 좋습니다. 무릎을 약간 구부리고 상체를 약간 일으킨 자세(반좌위)가 호흡에 도움이 됩니다. 또한 목이나 가슴 주변의 옷을 느슨하게 풀어주는 것이 좋습니다.

3. 니트로글리세린 사용하기

이전에 협심증으로 진단받아 니트로글리세린을 처방받은 경우, 5분 간격으로 최대 3회까지 사용할 수 있습니다. 관상동맥 혈관 확장 목적으로 사용하는 4mm 크기의 작은 흰색 알약입니다. 빠른 작용을 위해서는 삼키지 않고 혀 밑에 넣어 녹여 흡수해야 합니다. 그러나 니트로글리세린을 복용한 후에도 통증이 지속된다면 심근경색일 가능성을 고려해, 즉시 응급실에 가야 합니다.

4. 심폐소생술 준비하기

심근경색 환자는 갑자기 심장이 멈출 수 있습니다. 환자와 함께 있는 보호자는 환자의 의식과 호흡을 계속해서 확인해야 합니다. 만약 환자가 의식을 잃고 호흡이 없다면 119 먼저 신고한 후 즉시 심폐소생술을 시작하세요. 가슴 중앙을 강하고 빠르게, 1초에 2회의 속도로 5~6cm 깊이로 압박합니다.

5. 자동제세동기 AED 사용하기

공공장소에서 심정지가 발생했다면 주변에 AED가 있는지 확인하세요. 요즘 대부분의 쇼핑몰, 지하철역, 공항 등에는 AED

가 비치되어 있습니다. 사용법이 간단하고 음성 안내를 따라 누구나 사용할 수 있습니다. AED 기기를 열고, 패들 선을 전극에 꽂은 다음, 패들을 환자의 오른쪽 윗가슴과 왼쪽 옆구리에 그림을 보면서 붙이면 됩니다.

심정지 환자에게 AED를 1분 늦게 적용할 때마다 생존율이 7~10%씩 감소한다는 연구 결과가 있습니다.[8] 그만큼 급성 심정지가 발생했을 때 재빨리 AED를 사용하는 게 중요합니다.

심혈관 질환이 발생하면 어디로 가야 할까?

심혈관 질환 응급상황에서는 어느 병원으로 가야 할지 고민하는 경우가 많습니다. 심근경색 치료에는 주로 심혈관 중재 시술의 하나인 PCI(경피적 관상동맥 중재술)가 사용됩니다. 이는 막힌 관상동맥을 카테터로 뚫어 혈류를 회복시키는 시술입니다. 모든 병원에서 이 시술이 가능한 것은 아니므로, 협심증을 앓고 있는 환자라면 평소에 가까운 곳에 PCI가 24시간 가능한 병원이 있는지 알아두는 것이 좋습니다.

대동맥 박리는 조영제 CT 검사를 시행해야 정확한 진단이 가능합니다. 흉통이 있다면 일단 가까운 병원 응급실에서 검사를 통해 진단을 받아야 합니다. 대동맥 박리로 진단되면, 특히 상행 대동맥 박리의 경우 심장혈관 흉부외과가 있는 상급병원으로 신속하게 전원해 수술적 치료를 받아야 합니다.

대동맥 수술이 가능한 병원은 매우 드물어요. 그래서 사전에 어떤 병원이 있는지 확인하는 것보다 119를 통해 가까운 적합한 병원으로 이송되어 먼저 검사를 받는 것이 안전합니다.

심혈관 질환자와 가족들이 알아두어야 할 응급 대처 방법

심혈관 질환자와 그 가족들은 응급상황에 미리 대비할 필요가 있습니다. 다음은 환자와 가족들이 알아두면 좋은 응급 대처 방법입니다.

1. 비상연락망 구축하기

가족, 이웃, 직장 동료 등에게 본인의 심혈관 질환에 대해 알리고, 응급상황 시 어떻게 대처해야 하는지 설명해두세요. 휴대전화에는 긴급 상황 시 연락할 가장 가까운 보호자 연락처를 따로 저장해두는 것이 좋습니다.

2. 응급 의료 정보 카드 휴대하기

본인의 질환, 복용 중인 약물, 알레르기 정보, 주치의가 있는 병원 정보 등이 담긴 응급 의료 정보 카드를 항상 지갑에 넣어두세요. 응급상황에서 119 구급대원과 의료진에게 중요한 정보를 신속하게 제공할 수 있습니다.

3. 니트로글리세린 항상 소지하기

협심증 환자라면 니트로글리세린을 항상 휴대하세요. 목걸이 형태로 된 약 보관함도 있습니다. 가족들에게도 니트로글리세린의 사용법을 알려주는 것이 좋습니다.

4. 심폐소생술과 AED 사용법 배우기

심혈관 질환자의 가족이라면 심폐소생술과 AED 사용법을 미리 배워두는 것이 좋습니다. 응급처치 교육 프로그램이나, 대한심폐소생협회와 같은 기관의 교육을 받을 수 있습니다.

5. 증상 일지 작성하기

평소 발생하는 증상과 그 빈도, 강도, 지속 시간 등을 기록하는 일지를 작성하세요. 이는 의사가 환자의 상태를 이해하는 데 큰 도움이 됩니다.

6. 정기적인 검진 받기

정기적인 검진을 통해 심혈관 질환의 진행 상태를 확인하고, 약물 조정을 받는 것이 중요합니다. 증상이 없더라도 정기 검진은 반드시 받아야 합니다.

심혈관 질환의 응급상황은 예측하기 어렵지만, 미리 준비하고 적절히 대응한다면 생명을 구하고 심각한 합병증을 예방할 수 있습니다. 심장에서 보내는 작은 신호들을 무시하지 마세요. 의심되는 증상이 있다면 망설이지 말고 전문적인 도움을 구하세요. 그것이 여러분의 생명을 구하는 첫 번째 단계입니다.

5장

심혈관 질환에 대한 흔한 오해와 진실

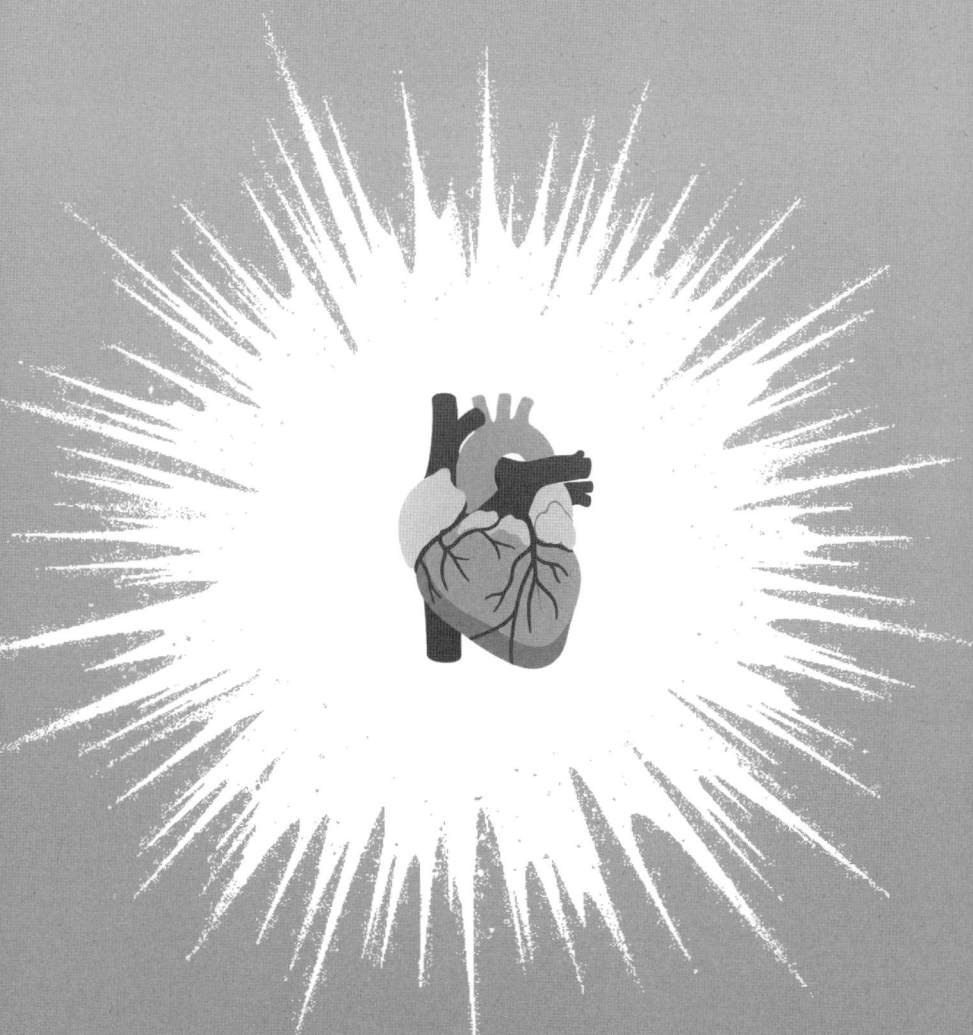

심장 질환은 남성만 위험하다?

"심장마비는 남자들의 질병이다. 여성은 상대적으로 안전하다."

이런 이야기를 들어봤을 거예요. 일부 맞는 부분이 있지만, 이 또한 많은 사람이 가지고 있는 오해입니다.

심혈관 질환은 남녀 모두에게 위험한 질환입니다. 다만 발병 양상과 시기가 다를 수 있는데요. 폐경 전 여성의 경우 에스트로젠이라는 여성 호르몬이 혈관을 보호하는 역할을 하므로 같은 연령대의 남성보다 심혈관 질환 발생률이 낮습니다. 하지만 폐경 이후에는 이러한 보호 효과가 감소하여 심혈관 질환 위험이 매우 커져요.

더 큰 문제는 여성의 심근경색 증상이 종종 비전형적이라는 점입니다. 남성이 주로 가슴 통증을 호소하는 반면, 여성은 다음과 같은 증상을 더 자주 경험합니다.

- 비정상적인 피로감
- 숨 가쁨
- 메스꺼움이나 구토
- 등, 목, 턱의 통증
- 식은땀
- 어지러움

이러한 증상들은 스트레스나 단순 피로로 오인하기 쉬워서 진단이 늦어질 수 있습니다. 실제로 여성의 심근경색은 남성보다 진단이 늦어지는 경우가 많아요. 당연히 치료도 늦어지기 때문에 예후도 더 나빠지죠.

실제로 중년 여성들이 증상 발생 후 하루 이상 지나서야 응급실을 찾는 경우가 많은데요. "그냥 소화가 안 되는 것 같았어요."라고 말하곤 합니다. 이런 경우 더 심각한 심장 손상으로 이어질 수 있기 때문에 한번쯤 심근경색을 의심해봐야 합니다.

혈압약을 먹으면
절대 끊을 수 없다?

혈압약은 한번 먹기 시작하면 평생 먹어야 한다고 생각하는 사람이 많습니다. 이런 두려움 때문에 고혈압 진단을 받고도 약물 치료를 거부하는 환자들을 자주 만납니다.

혈압약을 평생 복용해야 하는 경우가 많은 것은 사실입니다. 하지만 이는 약물 자체의 문제가 아니라 고혈압을 일으키는 근본 원인인 식습관, 생활습관을 바꾸지 못하기 때문이에요. 당뇨병 환자가 인슐린이나 당뇨약을 평생 복용해야 한다고 생각하는 것도 같은 이치입니다.

생활습관을 개선하면 약물 용량을 줄이거나, 심지어 약물을 중단할 수 있습니다. 체중 감량, 저염식 실천, 규칙적인 운동, 금연, 절주 등을 통해 혈압이 정상화된다면 의사와 상담 후 약물 감량이나 중단을 고려하게 됩니다.

다만 자신의 판단으로 갑자기 약물을 중단하는 것은 매우 위험해요. 약물을 갑자기 중단하면 '리바운드 현상'으로 혈압이 급격히 상승할 수 있거든요. 그러면 뇌졸중이나 심근경색, 대동맥 박리와 같은 심각한 합병증을 유발할 수 있습니다.

한 50대 여성 환자는 6개월간 혈압약을 복용한 후 혈압이 안정되자 "이제 다 나았다"라고 생각하고 스스로 약물을 중단했습니다. 2주 뒤, 그녀는 극심한 두통과 함께 응급실을 찾았는데요. 혈압은 무려 210/120mmHg까지 올라가 있었습니다. 머리 CT를 촬영한 결과 저명한 뇌출혈이 확인되었습니다.

혈압약을 복용 중이라면 반드시 정기적인 병원 방문을 통해 혈압을 체크하세요. 약물 감량이나 중단은 반드시 의사의 지도하에 이루어져야 합니다.

심장마비는 항상 극심한 가슴 통증을 동반한다?

심장마비는 항상 극심한 가슴 통증을 동반하므로, 가슴 통증이 없으면 심장마비가 아니라는 오해가 있습니다. 심근경색(심장마비)의 전형적인 증상은 흉부의 압박감이나 쥐어짜는 듯한 통증입니다. 그러나 앞서 말했듯, 모든 환자가 이런 전형적인 증상을 경험하는 것은 아닙니다. 비전형적인 심근경색 증상으로는 다음과 같은 것들이 있습니다.

- 상복부 통증이나 소화불량 증상
- 숨 가쁨이나 호흡곤란
- 비정상적인 피로감
- 어지러움이나 실신
- 식은땀
- 불안감이나 공포감

또한 '조용한 심근경색'이라고 해서 흉통이 없는 예도 있는데요. 이는 노인이나 당뇨병 환자에게서 흔히 나타납니다. 당뇨병 환자의 경우, 말초신경병증으로 인해 통증을 제대로 감지하지 못해 무증상으로 심근경색이 진행될 수 있습니다. 이런 경우 심전도 검사에서 우연히 발견되는 예도 있어요.

한 80대 여성 환자는 '전신에 기운이 없어서 응급실에 왔다'고 했는데요. 심전도와 혈액 검사 결과 심근경색이 발생한 지 며칠 지난 상태였습니다. 그런데 전형적인 가슴 통증이 없었고 가족들도 환자의 상태가 심각하다고 생각하지 않았죠.

이처럼 가슴 통증이 없더라도 비전형적인 증상들이 갑자기 발생한다면, 특히 고혈압, 당뇨, 고지혈증, 흡연, 음주, 가족력 등 위험 요인이 있다면 즉시 응급실을 찾길 바랍니다.

심장병은 유전되므로
예방할 수 없다?

"우리 가족은 심장병 가족력이 있어서 내가 아무리 노력해도 결국 심장병에 걸릴 거야"라고 생각하는 사람이 많습니다. 심혈관 질환에 유전적 요소가 영향을 미치는 것은 사실입니다. 부모나 형제자매가 젊은 나이(남성 55세 이전, 여성 65세 이전)에 심혈관 질환을 앓았다면, 자신의 심혈관 질환 위험도도 증가합니다.

그러나 유전적 요소는 심혈관 질환 발생의 여러 위험 요인 중 하나일 뿐입니다. 생활습관과 환경적 요인이 심혈관 질환 발생에 미치는 영향이 매우 커요. 많은 연구에서 생활습관 개선을 통해 유전적 위험을 크게 줄일 수 있다는 것이 입증되었습니다.

건강한 식습관, 규칙적인 운동, 금연, 스트레스 관리, 적정 체중 유지 등을 통해 심혈관 질환 위험을 크게 줄일 수 있습니다. 특히 가족력이 있는 경우라면 더 적극적으로 이러한 생활습관 개선에 노력을 기울여야 해요.

심혈관 질환의 가족력이 있다면, 이를 피할 수 없는 운명으로 받아들이기보다는 적극적인 예방과 조기 발견의 기회로 삼는 것이 현명합니다.

건강 검진에서 이상이 없으면 심장 건강도 문제없다?

"얼마 전 건강 검진을 받았는데 별문제가 없다고 해서 심장도 건강한 줄 알았어요."

응급실에서 심근경색으로 진단받은 환자들이 종종 하는 말입니다. 그러나 일반적인 건강 검진은 한계가 있습니다. 기본 검진 항목인 혈압, 혈액 검사, 심전도 등은 심혈관 질환의 위험 요인을 평가하는 데 도움이 되지만, 관상동맥의 실제 상태를 직접 보여주지는 못하거든요.

특히 관상동맥 질환은 증상 없이 조용히 진행될 수 있어요. 심전도에서 정상 소견을 보이더라도 관상동맥에 이미 심각한 협착이 있을 수 있습니다. 그래서 운동부하검사, 관상동맥 CT, 심장 초음파 등 보다 전문적인 검사를 통해 더 정확한 평가가 가능합니다.

또한 심근경색은 종종 안정적이던 관상동맥 플라크가 갑자기 파열되면서 혈전이 형성되어 발생합니다. 이런 급성 이벤트는 이전에 여러 검사를 해도 예측하기 어려울 수 있습니다.

응급실에서 만난 50대 남성 환자는 지난달 시행한 건강 검진에서 별다른 이상이 없었지만, 한 달 후 심한 흉통으로 응급실에 내원했어요. 그리고 심근경색으로 진단받았습니다. 관상동맥 협착이 있었지만, 증상이 없었기 때문에 관련 검사를 하지 않았을 수도 있고요. 검진 당시에는 없었던 플라크 파열이 새로 발생했을 수도 있습니다.

따라서 건강 검진에서 이상이 없더라도 심혈관 질환의 위험 요인이 있는 경우(고혈압, 당뇨, 고지혈증, 흡연, 음주, 가족력 등) 철저한 생활습관 관리와 주기적인 진찰이 필요합니다.

진통제를 먹고 좋아지면 심장마비 위험이 없어진다?

가슴이 아프면 진통제를 먹어보고, 괜찮아지면 큰 문제는 아닐 거라고 생각하는 경우가 있습니다. 그러나 진통제는 단순히 통증을 못 느끼게 할 뿐, 심근경색과 같은 심각한 문제의 원인을 해결하지 않습니다. 심근경색이 발생하면 통증이 없더라도 심장 근육은 계속해서 괴사해요. 진통제로 통증이 일시적으로 완화되더라도 심장 손상은 계속 진행되고 있는 거죠.

또한 우리가 가장 흔히 사용하는 진통제인 비스테로이드성 소염진통제(NSAIDs)는 심혈관 질환 위험을 오히려 높일 수 있습니다. 특히 기존에 심혈관 질환이 있는 환자가 장기간 이런 약물을 사용하면 위험이 더 커질 수 있어요.

따라서 가슴 통증이 발생했을 때 진통제로 증상을 가리는 것은 매우 위험합니다. 응급실에서 한 60대 중년 남성은 "자고 있는 아내를 깨우기 싫어서 진통제를 먹고 아침까지 기다렸다"라고 했습니다. 안타깝게도 그는 광범위한 심근경색으로 심장 기능이 크게 저하된 상태였습니다.

통증을 참거나 진통제로 가려선 안 됩니다. 심각한 가슴 통증이 있으면 즉시 응급실을 방문하는 것이 생명을 구하는 길입니다.

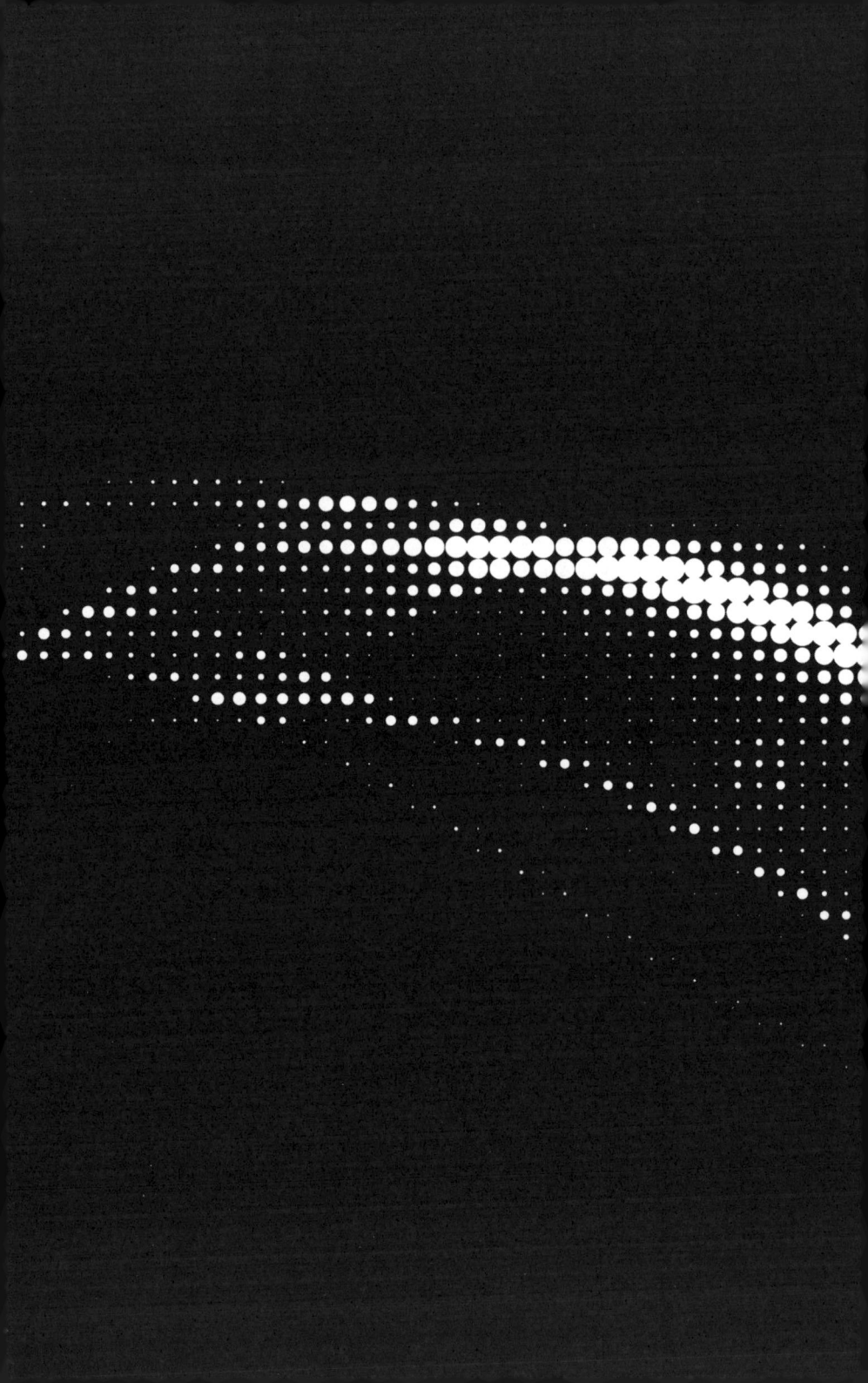

PART 2

머릿속 시한폭탄,
뇌혈관 질환

1장

뇌혈관 질환이 무서운 이유

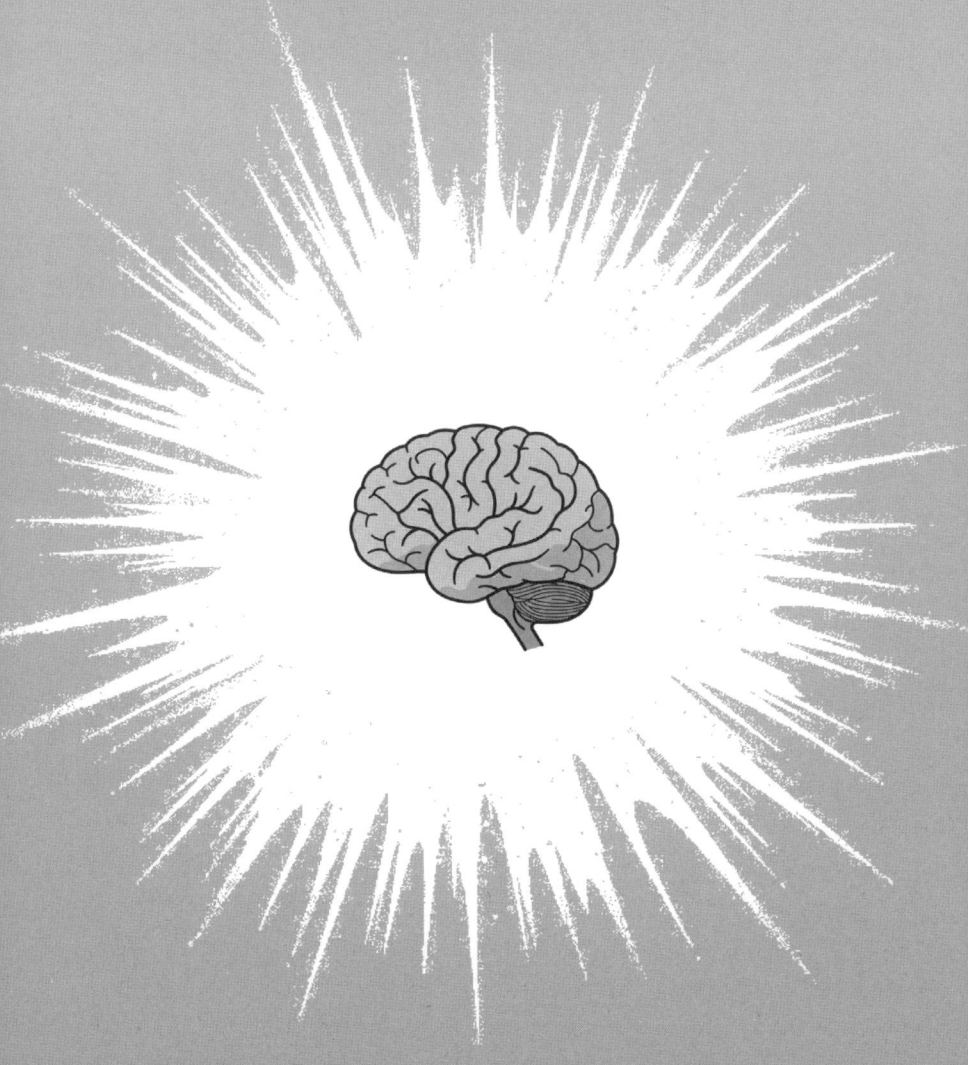

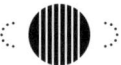

뇌혈관이 막히거나 터지면 어떤 일이 벌어질까?

우리 몸의 사령탑인 뇌는 무게가 1.5kg 정도밖에 되지 않지만, 전체 혈액의 약 20%를 소비할 정도로 에너지 소모가 큰 기관입니다. 뇌는 산소 공급이 단 15초만 중단되어도 기능을 잃고 4분만 중단되어도 돌이킬 수 없는 손상이 시작됩니다. 그만큼 뇌에 한시도 쉬지 않고 혈액이 원활하게 공급되는 것이 중요하죠.

뇌혈관에 문제가 생기면 크게 2가지 상황이 발생합니다. 하나는 혈관이 막히는 '뇌경색', 다른 하나는 혈관이 터지는 '뇌출혈'입니다. 어느 쪽이든 해당 혈관이 담당하는 뇌 조직으로의 혈액 공급에 문제가 생겨 뇌세포가 빠른 속도로 죽게 됩니다.

응급실에 실려 온 50대 중반 남성 환자는 회사에서 회의 중 갑자기 말이 어눌해지고 오른쪽 팔에 힘이 빠지는 증상이 나타났습니다. 다행히 동료들이 빠르게 119에 신고해서, 골든타임 내에 응급실을 찾았고요. 응급 시술을 통해 큰 후유증 없이 회복되었습니다.

하지만 모든 환자가 이렇게 운이 좋은 것은 아닙니다. 골든타임을 놓치면 영구적인 장애가 남거나, 최악의 경우 생명을 잃을 수도 있습니다.

뇌경색과 뇌출혈은 어떻게 다른가?

뇌혈관 질환의 2가지 주요 유형인 뇌경색과 뇌출혈에 대해 자세히 알아보겠습니다.

1. 뇌경색(허혈성 뇌졸중)

뇌로 가는 혈관이 막혀 발생합니다. 동맥경화로 혈관이 좁아진 상태에서 발생한 혈전(피떡)이나 색전(다른 부위에서 떨어져 나온 혈전)이 혈관을 막아 발생합니다. 뇌경색은 전체 뇌졸중의 약 85%를 차지해요. 주요 증상으로는 한쪽 팔다리 마비, 언어 장애, 얼굴 마비, 시야 장애, 어지러움 등이 있습니다. 증상은 대개 전조증상 없이 갑자기 나타납니다.

2. 뇌출혈(출혈성 뇌졸중)

뇌 안의 혈관이 터져 출혈이 발생하는 상태입니다. 고혈압이 주요 원인이며, 뇌출혈은 전체 뇌졸중의 약 15%를 차지합니다. 주요 증상으로는 심한 두통, 구토, 의식 저하, 한쪽 팔다리 마비, 경련 발작 등이 있는데, 뇌경색보다 사망률이 더 높습니다. 뇌출혈은 출혈량이 늘거나 점점 심해지는 뇌부종으로 뇌간을 압박하면서 사망에 이를 수 있습니다.

뇌경색과 뇌출혈은 증상은 비슷하지만, 치료 방법은 다릅니다. 뇌경색은 막힌 혈관을 뚫어 혈류를 회복시키는 것이 목표입니다. 보통 발병 후 4.5시간 이내에는 정맥 내 혈전 용해제를 투여하고, 6시간 이내에는 혈관 내 혈전제거술을 시행할 수 있습니다. 반면 뇌출혈은 출혈량이 적고 신경학적 증상이 가벼운 경우, 혈압 조절과 함께 양이 늘지 않는지 경과 관찰을 합니다. 그러나 출혈량이 많거나 뇌압 상승이 심각한 경우에는 수술적 치료를 고려하게 되죠.

뇌동맥류, 언제 터질지 모르는 시한폭탄

뇌동맥류는 뇌혈관 벽의 일부가 약해져 풍선처럼 부풀어 오른 상태를 말합니다. 문제는 이 '시한폭탄'이 언제 터질지 예측하기 어렵다는 점입니다.

뇌동맥류의 크기는 대개 2mm에서 25mm까지 다양한데, 크기가 클수록 파열 위험이 커집니다. 크기가 7mm 이상이면 파열 위험이 상당히 증가합니다. 파열되지 않은 뇌동맥류는 증상이 없어 우연히 다른 검사를 받다가 발견되는 경우가 많아요.

뇌동맥류가 파열되면 '지주막하 출혈'이 발생하는데, 이는 매우 위험한 응급상황입니다. 지주막하 출혈이란 뇌를 둘러싸고 있는 세 겹의 막 중 가운데 층인 지주막과 가장 안쪽 층인 연막 사이의 공간으로 혈액이 새어 나오는 것을 말합니다. 이 공간은 뇌척수액이 순환하는 곳인데, 여기에 혈액이 갑작스럽게 유입되면서 뇌압이 급격히 상승하고 뇌 조직을 압박하게 되죠.

환자들은 "평생 경험해보지 못한 최악의 두통"이라고 표현할 만큼 극심한 두통을 경험합니다. 이는 마치 머릿속에서 폭탄이 터진 것 같은 느낌과 같아요. 이 두통은 갑작스럽게 시작되어 수 초에서 수 분 내에 최고조에 달하는 특징을 보입니다.

이외에도 뇌압 상승과 뇌막 자극으로 인해 구토, 목의 뻣뻣함이 나타나며, 심한 경우 의식 저하나 혼수상태에 빠지기도 합니다. 또 혈액이 뇌 조직을 자극하면서 경련 발작이 일어날 수 있고요. 뇌혈관 연축으로 인해 일시적인 마비 증상이나 언어 장애가 동반되기도 합니다.

지주막하 출혈은 초기 사망률이 높아 환자의 10~15%는 병원에 도착하기도 전에 사망해요. 적절한 치료를 받더라도 30일 이내 사망률이 약 40%에 이릅니다. 생존하더라도 약 30%는 심각한 신경학적 장애를 갖게 됩니다.

어느 날, 젊고 건강해 보이는 20대 후반 여성 환자가 갑자기 "머리가 깨질 것 같다"라며 응급실로 내원했습니다. 급히 시행한 머리 CT 검사에서 지주막하 출혈이 확인되었습니다. CT 결과를 설명하고 수술 준비를 위해 보호자 연락을 시도하던 중 환자가 갑자기 경련 발작을 일으키며 의식을 잃었어요. 즉시 응급수술을 진행해야 했죠. 뇌동맥류는 이처럼 언제든 터질 수 있는 시한폭탄과 같습니다.

침묵의 살인자, 고혈압

뇌혈관 질환이 무서운 이유는, 아무 증상 없이 서서히 혈관 상태가 악화하다가 어느 날 갑자기 생명을 위협하기 때문입니다.

고혈압은 뇌혈관 질환의 가장 큰 위험 요소지만, 대부분 증상이 없어 '침묵의 살인자'라고도 불립니다. 많은 환자가 "혈압이 높은 줄 몰랐어요, 아무런 증상이 없었어요"라고 말합니다. 하지만 고혈압은 수년, 때로는 수십 년에 걸쳐 큰 혈관에 과도한 압력을 주어 혈관 상태를 서서히 나빠지게 합니다.

뇌혈관 질환이 발생하면 매우 짧은 시간 내에 치료가 이루어져야 합니다. 뇌경색의 경우 증상 발생 후 4.5시간 이내에 혈전 용해제 투여가 이루어져야 효과적입니다. 그 이상 시간이 늦어지면 뇌출혈 가능성이 커져 혈전 용해제를 사용할 수 없거든요. 최근에는 혈관 내 혈전제거술을 통해 6시간까지도 치료가 가능해졌습니다. 뇌출혈의 경우도 마찬가지로 빠른 진단과 혈압 조절, 수술 여부 결정이 치료 결과에 매우 중요합니다.

뇌혈관 질환의 심각성은 그 후유증에도 이유가 있습니다. 뇌혈관 질환의 치료가 늦어지면 후유증으로 영구적인 신체 장애나 인지 기능 저하가 발생할 수 있습니다. 그중 반신마비, 언어장애, 시력 손상 등은 환자의 삶의 질을 크게 떨어뜨립니다. 또 뇌졸중 생존자의 약 30%는 인지 기능이 떨어지는 혈관성 치매를 겪게 됩니다.[9]

나도 뇌혈관 질환의 고위험군일까?

다음 항목 중 해당하는 것이 많을수록 뇌혈관 질환의 위험이 커집니다. 같은 혈관 질환이다 보니 심혈관 질환과 겹치는 항목이 많습니다. 자신의 상태를 점검해보세요.

- **고혈압**: 안정 혈압이 지속해서 140/90mmHg 이상인 경우
- **고지혈증**: 총콜레스테롤이 240mg/dL 이상 또는 LDL 콜레스테롤

이 160mg/dL 이상인 경우

- **당뇨병**: 공복 혈당이 126mg/dL 이상 또는 당화혈색소가 6.5% 이상인 경우

- **비만**: BMI가 25 이상인 경우(특히 복부 둘레 남성 90cm 여성 85cm 이상)

- **흡연**: 현재 흡연 중이거나 최근에 끊은 경우(전자담배 포함)

- **과도한 음주**: 하루 3잔 이상, 주 3회 이상 마시는 경우(주종 불문)

- **운동 부족**: 주 3회 이상, 30분 이상의 유산소 운동을 하지 않는 경우

- **스트레스**: 만성적인 스트레스에 노출된 경우

- **가족력**: 부모나 형제자매가 젊은 나이에 뇌혈관 질환을 앓은 경우

- **나이**: 55세 이상(점차 젊은 나이에서 발생 사례 증가)

- **심장질환**: 특히 심방세동이 있는 경우

- **이전의 TIA나 뇌졸중 경험**: 과거에 일과성 허혈 발작이나 뇌졸중을 경험한 경우

이 중 3개 이상에 해당한다면 뇌혈관 건강에 특별히 주의를 기울여야 합니다. 정기적인 검진을 통해 뇌혈관 건강 상태를 확인하고, 주치의와 상담해 적극적인 관리를 받는 것이 중요합니다.

2장

무엇이
뇌를 망가뜨리는가?

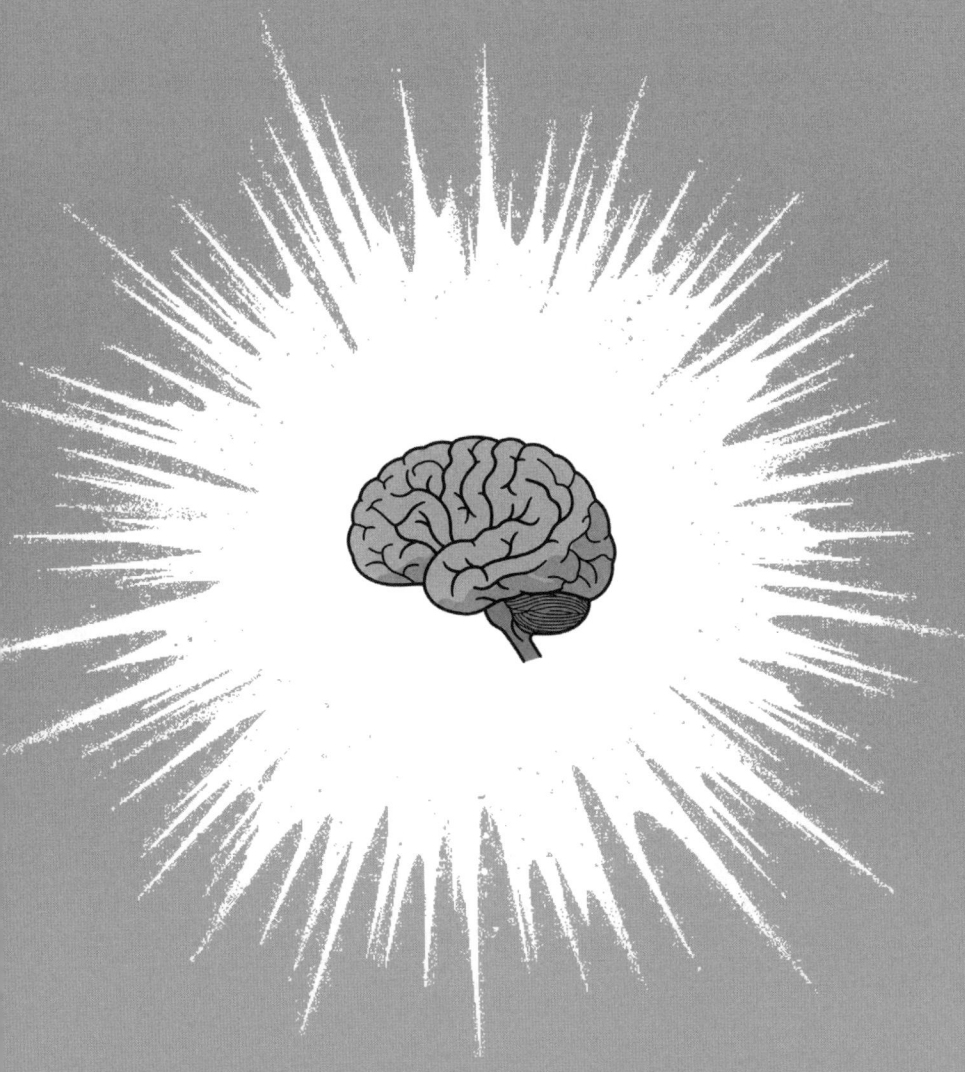

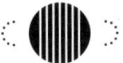

고혈압이 위험한 이유

"두뇌를 많이 써야 치매에 걸리지 않는다" 같은 말을 많이 들어 봤을 겁니다. 두뇌를 활발하게 사용하는 것도 물론 중요하죠. 하지만 실은 뇌세포가 제 기능을 할 수 있도록 혈관을 건강하게 유지하는 것이 더 중요합니다.

고혈압은 뇌졸중의 가장 중요한 위험 요인입니다. 혈압이 높을수록, 특히 수축기 혈압이 높을수록 뇌졸중 위험도 증가합니다. 고혈압 환자는 뇌졸중을 겪을 가능성이 정상인보다 약 3~4배 더 높습니다.[10]

혈압이 지속적으로 높으면 혈관 벽에 가해지는 압력이 증가합니다. 지속적인 압력은 혈관 내벽에 미세한 손상을 일으키고, 동맥경화를 촉진하죠. 동맥경화가 진행되면 혈관이 좁아지고 단단해져 혈류가 감소합니다. 이는 뇌경색의 위험을 높입니다.

또한 고혈압은 뇌의 작은 혈관들을 약화시켜 미세출혈이나 열공성 뇌경색의 원인이 됩니다. 열공성 뇌경색은 뇌의 깊은 부위에 있는 작은 혈관들이 막혀 발생하는 '작은 크기의 뇌경색'을 말합니다. 이런 작은 뇌경색들이 누적되면 혈관성 치매로 이어질 수 있습니다.

가장 심각한 것은 고혈압으로 인한 뇌출혈이에요. 계속되는 높은 압력은 이미 약해진 혈관을 파열시킬 수 있고요. 이는 뇌내출혈이나 지주막하 출혈로 이어질 수 있습니다. 특히 혈압이 조절되지 않는 고혈압 응급상황(180/120mmHg 이상)은 뇌출혈이나 뇌부종을 초래할 수 있습니다.

어느 날 응급실에 실려 온 50대 중반 남성 환자가 있었습니다. 평소 먹던 고혈압 약을 한 달가량 거르다가 갑자기 심한 두통과 구토를 호소했죠. 혈압은 무려 210/120mmHg였고, 머리 CT에서 뇌출혈이 확인되었습니다. 진료비와 약값이 부담되어 약을 임의로 끊었다는 환자는 뒤늦은 후회를 했습니다. 다행히 빠른 치료로 생명을 구하긴 했지만, 한쪽 팔다리 마비가 후유증으로 남게 되었죠.

 고혈압의 가장 큰 문제는 초기에 별다른 증상이 없다는 점입니다. 많은 환자가 고혈압 합병증으로 응급실에 와서야 자신이 고혈압 환자라는 사실을 알게 돼요. 그래서 증상이 없어도 정기적인 혈압 측정과 관리가 매우 중요합니다.

당뇨와 고지혈증이 뇌졸중 위험을 높인다

당뇨병 환자는 정상인보다 뇌졸중 발생 위험이 2~3배 높습니다. 당뇨병이 뇌혈관을 해치는 과정은 복잡해요. 하지만 핵심은 고혈당이 지속될 때 혈관에 미치는 영향에 있습니다. 높은 혈당은 혈관 내벽을 손상시키고 염증을 유발합니다. 또한 혈액을 끈적끈적하게 만들어 혈전이 생기기 쉬운 환경을 조성해요. 당뇨병이 오래 지속되면 모세혈관이 손상되어 말초혈관 질환, 신장 질환과 함께 뇌혈관 질환 위험도 커집니다.

 특히 당뇨병 환자가 고혈압까지 있는 경우 위험이 배가됩니다. 당뇨와 고혈압은 불행한 동반자처럼 함께 나타나는 경우가

많은데요. 두 질환이 함께 있으면 뇌졸중 위험이 최대 6배까지 증가할 수 있습니다.[11]

고지혈증 역시 뇌혈관에 치명적인 위험 요인이에요. 콜레스테롤과 중성지방이 높으면 혈관 벽에 쌓여 동맥경화를 촉진합니다. 특히 LDL 콜레스테롤(나쁜 콜레스테롤)이 높으면 혈관 내 플라크가 형성되어 혈관이 좁아집니다. 이 플라크가 파열되어 혈전을 형성함으로써 뇌경색의 직접적인 원인이 되죠.

스트레스와 수면 부족이 뇌혈관을 공격한다

스트레스를 받으면 우리 몸은 '싸우거나 도망치기 fight or flight' 반응을 활성화합니다. 이때 코르티솔, 아드레날린과 같은 스트레스 호르몬이 분비됩니다. 혈압이 상승하고 심박수가 증가합니다. 일시적인 스트레스는 큰 문제가 되지 않지만, 만성적인 스트레스는 지속해서 혈압을 올리죠.

또한 스트레스는 혈관 내벽에 염증 반응을 촉진하여 동맥경화를 가속합니다. 스트레스로 인해 생활습관이 악화되는 것도 문제예요. 스트레스가 심할 때 흡연이나 음주를 더 많이 하게 되고, 건강하지 않은 식습관을 가지게 되죠. 한 연구에 따르면, 높은 수준의 만성 스트레스가 있는 사람들은 그렇지 않은 사람들보다 뇌졸중 위험이 두 배가량 더 높았습니다. 특히 갑작스러운 극심한 스트레스(예: 가족의 죽음, 자연재해, 심각한 재정적 손실)는 단기간에 뇌졸중 위험을 급격히 높일 수 있습니다.

수면 부족 역시 뇌혈관 건강에 치명적입니다. 건강한 성인은 하루 7~8시간의 수면이 필요해요. 그런데 많은 현대인이 이에 못 미치는 수면 시간을 보내고 있습니다.

2023년 아일랜드 국립의대에서 이루어진 대규모 연구에 따르면, 5시간 미만으로 자는 사람들은 뇌졸중 위험이 3.15배 높았습니다. 또한 수면 무호흡증이 있는 사람들은 뇌졸중 위험이 2.87배 증가하는 것으로 나타났습니다.[12]

흡연과 음주가
뇌혈관 질환을 키우는 방식

흡연은 뇌졸중 위험을 2배 이상 증가시키는 강력한 위험 요인입니다. 흡연량이 많을수록, 흡연 기간이 길수록 뇌졸중 위험은 더 커집니다. 하루 20개비 이상 피우는 중증 흡연자는 비흡연자보다 뇌졸중 위험이 평균 5.6배 높습니다.[13]

다행인 건, 금연을 하면 효과가 빨리 나타난다는 거예요. 아시아 남성 집단에서 하루 20개비 이상의 담배를 피우던 중 금연한 사람은 계속 흡연한 중증 흡연자보다 허혈성 뇌졸중과 지주막하 출혈의 위험이 34~42%가량 유의미하게 낮았습니다. 금연 후 2~4년이 지나면 뇌졸중 위험이 비흡연자 수준에 가깝게 감소합니다.[14]

음주 역시 뇌혈관 질환의 중요한 위험 요인이에요.

음주의 영향은 양과 패턴에 따라 다릅니다. 가벼운 음주(하루 1잔 이하)는 뇌졸중 위험에 큰 영향을 미치지 않을 수 있어요. 하지만 과도한 음주(하루 3잔 이상)나 폭음(한 번에 5잔 이상)은 뇌졸중 위험을 매우 증가시킵니다.[15]

3장

뇌졸중의 전조증상과 패스트(FAST) 법칙

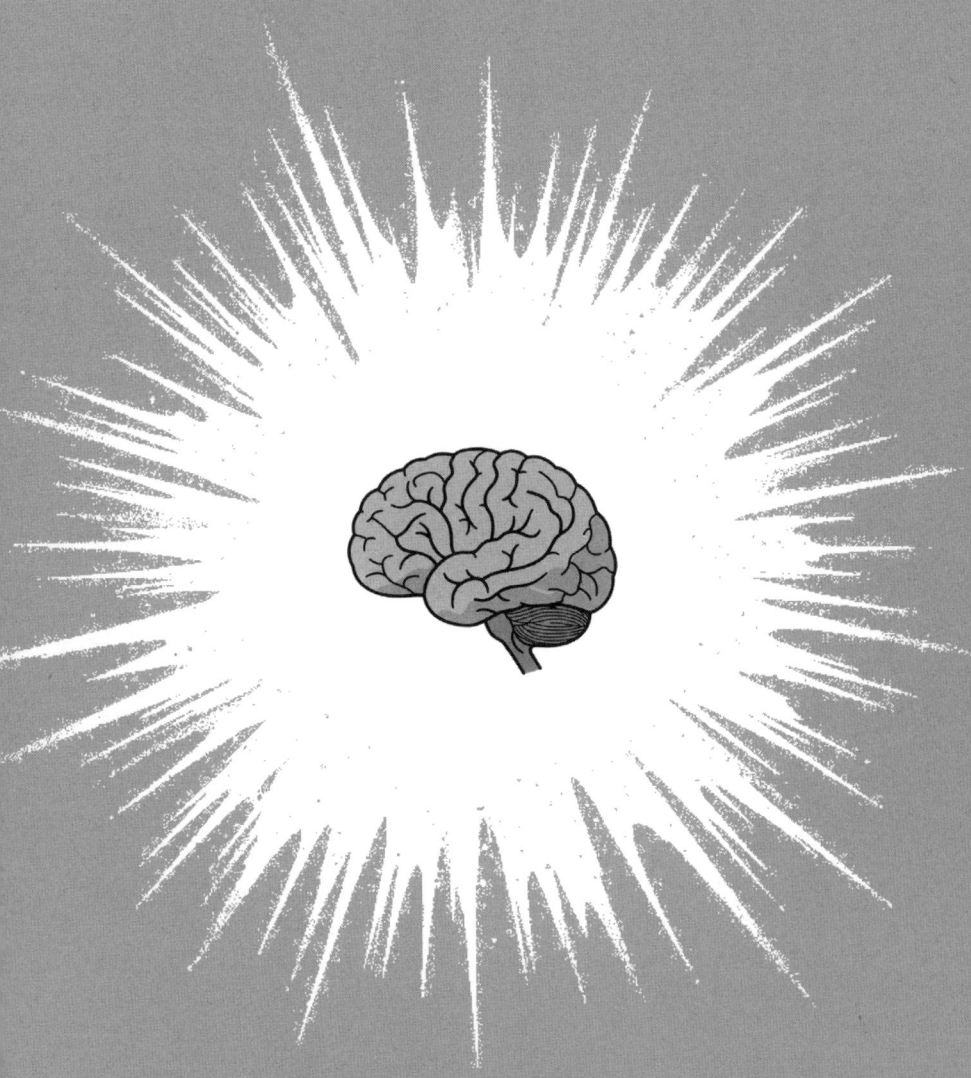

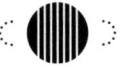

한쪽 팔다리에 갑자기 힘이 빠진다면

뇌졸중의 가장 특징적인 증상은 신체 한쪽이 갑자기 마비되거나 힘이 약해지는 것입니다. 몇 초에서 몇 분 만에 증상이 악화되는 경우가 많은데요. 이는 뇌의 반대쪽 운동 중추에 문제가 생겼을 때 나타납니다. 마비와 함께 해당 부위에 저림, 감각 저하 또는 남의 피부 같은 감각이 동반될 수 있습니다.

뇌졸중은 주로 몸의 한쪽에만 영향을 미칩니다. 오른쪽 팔과 다리 또는 왼쪽 팔과 다리에 함께 증상이 발생해요. 때로는 한쪽 팔이나 한쪽 다리 중 한 군데에만 증상이 나타나기도 합니다.

왜 한쪽만 마비될까요? 우리 뇌의 좌우 반구는 각각 반대쪽 신체를 담당합니다. 왼쪽 뇌가 오른쪽 신체를, 오른쪽 뇌가 왼쪽 신체를 제어합니다. 따라서 오른쪽 대뇌에 뇌졸중이 발생하면 왼쪽 팔다리에 마비가 나타나고요. 왼쪽 대뇌에 뇌졸중이 발생하면 오른쪽 팔다리에 마비가 나타납니다.

한쪽 마비 증상이 확실하지 않으면 간단히 확인하는 방법이 있습니다. 눈을 감고 양팔을 앞으로 쭉 뻗어보세요. 한쪽 팔이 점차 아래로 떨어지거나 서서히 돌아가는 경우 뇌졸중 가능성이 큽니다.

한 60대 남성 환자는 아침에 일어나 화장실로 가던 중 갑자기 오른쪽 다리에 힘이 빠지면서 넘어졌습니다. 일어나려고 했지만, 오른팔에도 힘이 들어가지 않았습니다. 다행히 즉시 응급실에 도착 후 왼쪽 중대뇌동맥 경색으로 진단받았어요. 혈전 제거 시술을 받아 후유증 없이 회복될 수 있었습니다.

경과가 좋지 않았던 사례도 있습니다. 70대 여성은 혼자 사는 집에서 자던 중 뇌출혈이 발생했습니다. 안타깝게도 한쪽 마비와 함께 의식 저하까지 발생해 주위에 도움을 요청할 수 없었죠. 만 48시간이 지난 후에야 이웃에게 발견되어 응급실로 실려왔지만, 이미 골든타임을 한참 지난 후였습니다.

말이 어눌해지고 얼굴이 처진다면

뇌졸중의 또 다른 특징적인 증상은 언어 장애와 얼굴 마비입니다. 이는 뇌의 언어 중추나 얼굴 근육을 담당하는 부위에 문제가 생겼을 때 나타납니다.

우선 언어 장애는 다음과 같은 증상을 말합니다.

- 평소에 또렷하게 말하던 사람이 갑자기 말이 뭉개지거나 어눌해집니다. 마치 술에 취한 것처럼 발음이 불분명해질 수 있습니다.
- 단어를 찾기 어렵거나, 문장을 만들지 못하거나, 다른 사람의 말을 이해하지 못하는 증상이 나타날 수 있습니다.
- 의도한 단어 대신 전혀 관련 없는 단어를 사용하거나, 존재하지 않는 단어를 말할 수 있습니다.

한 50대 여성 환자는 아침 식사 중 갑자기 "물 좀 줄래?"라는 간단한 말을 "물… 그거… 줘…"라고 어눌하게 말하기 시작했습니다. 가족들이 이상함을 느끼고 다른 질문을 했지만, 대답이 계속 어눌했고, 즉시 119에 연락했습니다. 응급실에서 뇌 영상 검사 결과 뇌경색이 확인되었고, 골든타임 내에 치료를 받아 거의 회복될 수 있었습니다.

그럼 얼굴 마비는 어떤 특징을 보일까요?

- 입꼬리가 한쪽으로 처지거나 비대칭이 됩니다.
- "이~ 해보세요" 또는 "웃어보세요"라고 했을 때 얼굴의 비대칭이 더 뚜렷해집니다.
- 한쪽 눈을 완전히 감지 못하거나, 한쪽 이마에 주름을 만들지 못합니다.
- 입 한쪽으로 침이 흐를 수 있습니다.

비슷한 증상이 나타나는 질환으로 벨 마비(안면신경 마비)가 있습니다. 벨 마비는 안면신경 자체의 문제로, 뇌졸중은 아닙니다.

뇌졸중은 이마의 주름은 대체로 유지되면서 아래쪽 얼굴만 마비되는 경우가 많습니다. 다른 신경학적 증상(팔다리 마비, 언어 장애)이 함께 나타날 수 있습니다. 이와 달리 벨 마비는 얼굴 한쪽 전체(이마 포함)에 마비가 옵니다. 다른 신경학적 증상은 없고, 귀 뒤의 통증이 먼저 오는 경우가 많습니다.

하지만 이것만으로는 구분이 어려우므로, 갑작스러운 얼굴 마비가 발생하면 일단 뇌졸중으로 간주하고 즉시 병원을 방문하는 것이 안전합니다.

극심한 두통과 어지러움이 있다면

두통과 어지러움은 흔히 경험하는 증상이죠. 하지만 특정 패턴으로 나타난다면 뇌졸중의 신호일 수 있습니다. 특히 출혈성 뇌졸중(뇌출혈, 지주막하 출혈)에서 이러한 증상이 두드러집니다.

- **벼락 두통**: '평생 경험해보지 못한 최악의 두통'으로 표현되는, 갑자기 시작되는 극심한 두통은 지주막하 출혈의 전형적인 증상입니다.
- **구토를 동반한 두통**: 심한 두통과 함께 구토가 있다면 뇌압 상승의 신호일 수 있습니다.
- **목 뻣뻣함을 동반한 두통**: 두통과 함께 목이 뻣뻣하다면(경부 강직) 뇌막 자극의 신호일 수 있습니다.

30대 초반 여성 환자는 업무 중 갑자기 '머리가 폭발하는 것 같은' 극심한 두통을 느꼈습니다. 구토가 동반되었고, 쓰러질 것 같은 어지러움도 있었죠. 다행히 동료가 즉시 119에 연락했고, 응급실에서 뇌동맥류에 의한 지주막하 출혈 진단 후 응급수술을 받았습니다. 뇌동맥류는 누구에게나 생길 수 있으며, 특히 젊은 여성에게도 드물지 않게 발생합니다.

두통과 어지러움은 흔한 증상이라 뇌졸중이 아닌 경우가 더 많지만, 위에서 말한 상황에서는 즉시 응급실에 가야 합니다.

패스트 법칙, 생명을 구하는 간단한 방법

뇌졸중의 전조증상을 빠르게 인지하기 위한 가장 효과적인 방법은 패스트FAST 법칙을 기억하는 것입니다. 이는 뇌졸중의 주요 증상을 쉽게 기억할 수 있도록 만든 약어입니다.

- F(Face, 얼굴): 얼굴이 비대칭인가? 웃으라고 했을 때 한쪽 입꼬리가 처지는가?

- A(Arms, 팔): 양팔을 들어 올렸을 때 한쪽이 떨어지는가?
- S(Speech, 말): 말이 어눌하거나 이상한가?
- T(Time, 시간): 위 증상 중 하나라도 있다면, 시간이 중요하다! 즉시 119에 연락하라!

패스트 법칙은 누구나 쉽게 기억하고 적용할 수 있어 전 세계적으로 뇌졸중 인식 캠페인에 사용되고 있습니다. 이 간단한 검사로 뇌졸중의 약 80~90%를 식별할 수 있습니다.

일과성 허혈 발작, 무시하면 안 되는 위험한 신호

일과성 허혈 발작은 뇌로 가는 혈류가 일시적으로 차단되었다가 자연적으로 회복되는 상태를 말합니다. 대개 몇 분에서 한 시간 이내에 사라지는 것이 특징입니다.

증상은 한쪽 마비, 언어 장애, 시야 이상 등 뇌졸중과 비슷해요. 그래서 '경고성 뇌졸중' 또는 '미니 뇌졸중'이라고도 불리죠. 그리고 일과성 허혈 발작을 경험한 사람은 90일 이내에 실제 뇌

졸중이 발생할 위험이 약 10~15%로 매우 높습니다. 특히 48시간 내 위험이 가장 큽니다.[16]

한 50대 남성 환자는 우측 팔다리 마비 증상으로 119를 통해 응급실에 도착했습니다. 제가 직접 진찰을 한 순간에는 우측 팔다리에 전혀 힘이 들어가지 않는 상태였어요. 그런데 혈관 내 혈전제거술을 준비하던 중에 팔다리 마비가 호전되었습니다.

그래서 응급 시술을 취소하고 입원 준비를 하며 대기했는데요. 그러길 한 시간여 뒤에 우측 팔다리 마비 증상이 재발했습니다. 결국에는 혈관 내 혈전제거술을 시행해야 했고, 증상이 회복된 상태로 입원할 수 있었습니다.

이처럼 일과성 허혈 발작 증상이 있다면, 증상이 완전히 사라졌더라도 반드시 응급실을 방문해야 합니다. 응급실에서 뇌 영상 검사, 심장 검사, 혈관 검사 등을 통해 일과성 허혈 발작의 원인을 찾고 뇌졸중 예방 치료를 시작할 것입니다.

4장
시간이 곧 생명?
시간이 곧 뇌!

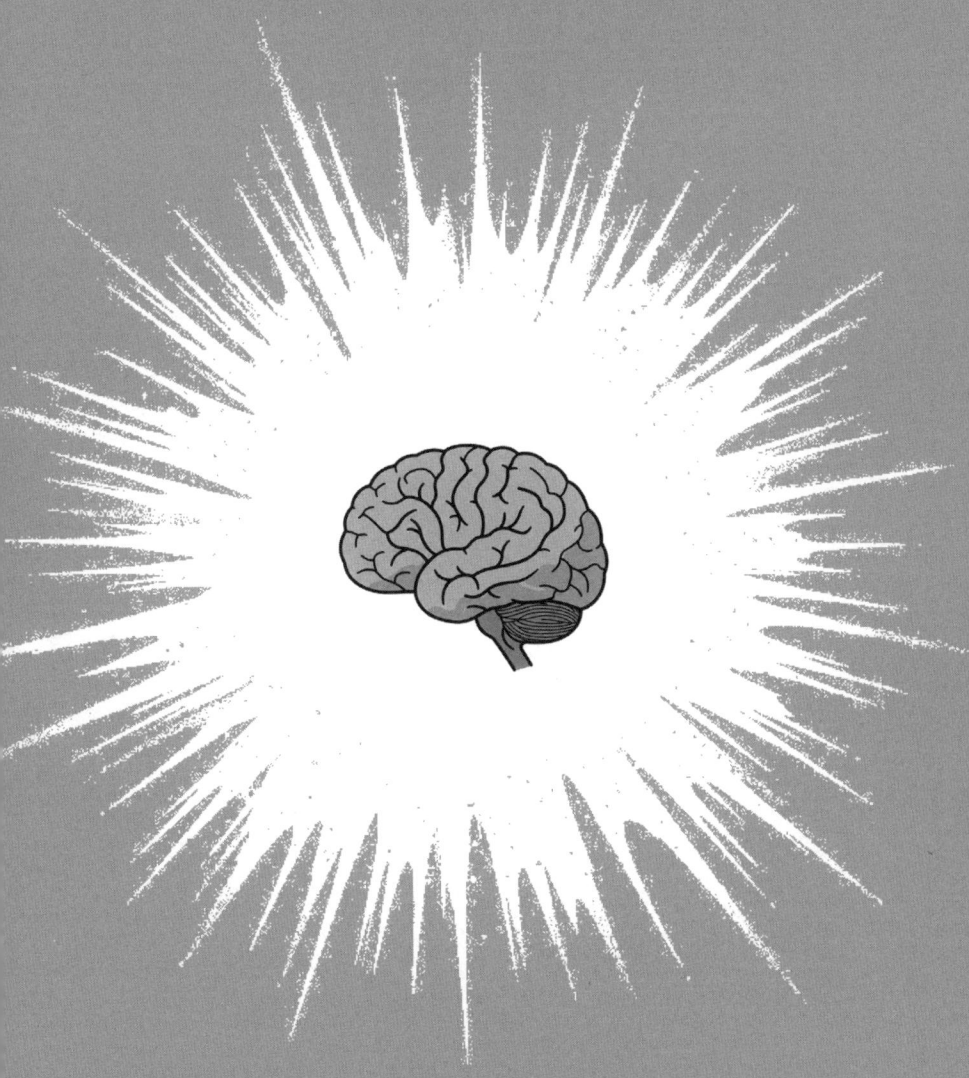

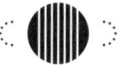

뇌경색,
3시간의 골든타임을 놓치지 마라

뇌경색(허혈성 뇌졸중)은 뇌혈관이 막혀서 발생합니다. 혈류가 차단된 뇌 조직은 시간이 지날수록 점점 더 많은 손상을 입게 되죠. 그래서 뇌경색에 대해서는 '시간이 곧 생명'이 아닌 '시간이 곧 뇌'라는 말이 있습니다.

뇌 조직은 혈류가 차단되면 매분 약 190만 개의 신경세포가 사망하는 것으로 알려져 있습니다.[17] 그러므로 최대한 빠른 치료가 무엇보다 중요합니다.

뇌경색 치료에서 가장 중요한 것은 막힌 혈관을 다시 뚫어주는 것입니다. 현재 사용되는 주요 치료법은 다음과 같습니다.

1. 정맥 내 혈전 용해제tPA 투여

증상 발생 후 4.5시간 이내(이상적으로는 3시간 이내)에 혈전 용해제를 투여해야 효과적입니다. 이 약물은 혈전(피떡)을 녹여 혈류를 회복시킵니다.

2. 혈관 내 혈전제거술

뇌에 혈액을 공급하는 큰 혈관이 막힌 경우, 카테터를 이용해 직접 혈전을 제거하는 시술입니다. 일반적으로 증상 발생 후 6시간 이내에 시행해야 뇌출혈 등 합병증 가능성이 적은 것으로 알려져 있습니다.

뇌졸중 의심 환자가 응급실에 도착하면, 의료진은 뇌졸중 알람이라는 응급 프로토콜을 가동하게 됩니다. 이는 뇌졸중 환자를 위한 모든 의료 자원을 신속하게 동원하는 체계로, 뇌 영상 검사, 혈액 검사, 신경학적 평가, 전문 진료과 호출 등이 동시에 이루어집니다.

뇌졸중 의심 시
절대 하지 말아야 할 일들

뇌졸중 중 뇌출혈(출혈성 뇌졸중)은 뇌 내부에 출혈이 발생하는 상태입니다. 이는 뇌경색과는 달리 혈전 용해제가 오히려 해가 될 수 있어요. 따라서 정확한 진단이 우선입니다.

뇌출혈은 뇌경색보다 사망률이 더 높고, 출혈량이 많을수록, 그리고 뇌간과 같은 중요 부위에 발생할수록 예후가 좋지 않습니다. 하지만 빠른 진단과 적절한 응급처치로 생존 가능성과 회복 가능성을 높일 수 있습니다.

1. 아스피린이나 혈행 개선제를 투여하지 마세요

뇌출혈 환자에게 출혈을 악화시킬 수 있습니다. 두통이나 통증에 아스피린을 포함한 어떤 약물도 주지 마세요.

2. 혈압을 낮추려고 혈압약을 복용하지 마세요

응급상황에서 갑자기 혈압을 낮추면 뇌 관류가 감소하여 더 심각한 뇌 손상을 일으킬 수 있습니다. 혈압 조절은 의료진의 관찰 하에 이루어져야 합니다.

3. 환자를 무리해서 움직이거나 세게 흔들지 마세요

불필요한 움직임은 뇌압 증가나 추가 출혈을 유발할 수 있습니다. 환자를 최대한 안정적인 상태로 유지하세요.

4. 음식이나 물을 주지 마세요

의식이 저하된 환자는 음식이나 물을 삼키지 못해 기도로 들어갈 위험이 있습니다. 또한 수술이 필요할 경우를 대비해 금식 상태를 유지해야 합니다.

5. 즉시 119에 연락하세요

'증상이 나아지길 기다려보자'는 생각은 매우 위험합니다.

뇌졸중은 시간이 지날수록 악화할 수 있으므로 즉시 전문적인 의료진의 도움을 받아야 합니다. 뇌출혈 환자가 응급실을 찾으면 기도 확보 등 환자 상태 안정화, 출혈 원인과 위치 파악, 지혈제 사용 여부 판단 및 혈압 조절을 합니다. 그리고 필요하다면 응급수술을 합니다.

한 50대 후반 여성 환자는 갑작스러운 두통과 함께 구토, 의식 저하가 발생했습니다. 가족들이 즉시 119에 연락했고, 응급실에 도착 후 시행한 머리 CT 검사에서 뇌 실질 내 출혈이 확인되었습니다. 응급 수술을 진행했고요. 환자는 중환자실에서 며칠 뒤 의식을 되찾고 재활 치료를 받았습니다. 신속한 대응이 좋은 예후로 이어진 사례입니다.

응급실에 갈 때 중요 포인트

뇌혈관 질환이 의심될 때, 골든타임 내에 적절한 치료를 받기 위해서는 다음 사항을 명심해야 합니다.

1. 119를 통해 뇌혈관 센터가 있는 병원으로 오세요

모든 병원이 뇌졸중 환자를 적절히 치료할 수 있는 시설과 인력을 갖추고 있지는 않습니다. 24시간 CT와 MRI 촬영이 가능하고, 신경과 또는 신경외과 전문의가 상주하며, 혈전 용해제 치료나 혈관 내 혈전제거술이 가능한 병원이 이상적입니다. 119에 연락할 때 "뇌졸중이 의심된다"라고 명확히 말하면, 환자 상태에 따라 가장 적합한 병원을 선정해 이송해줄 것입니다.

2. 증상이 시작된 시간을 정확히 알려주세요

뇌경색 치료에서 가장 중요한 정보는 '언제 증상이 시작되었는가'입니다. 증상 시작 이후 얼마나 지났는지에 따라 합병증이 적은 최적의 치료 방법이 달라지기 때문입니다.

환자 또는 보호자는 증상이 몇 시 몇 분에 발생했는지를 알고 있으면 좋고요. 증상이 나타난 순간을 직접 보지 못했다면, 몇 시까지 정상 상태였다가 몇 시에 증상이 생겼는지 기록해두었다가 119 또는 의료진에게 알려줘야 합니다.

만약 잠자는 사이에 뇌졸중이 발생했고, 잠에서 깨어나 증상이 생긴 걸 확인했다면, 마지막으로 정상이었던 시간(보통 잠들기 전)을 기준으로 합니다. 이 정보가 치료 방법을 결정하는 핵심 요소입니다.

3. 환자의 병력 정보를 준비하세요

현재 복용 중인 모든 약물 목록(특히 항응고제), 알레르기 정보, 과거 병력(특히 뇌졸중, 심장질환, 당뇨, 고혈압 등), 최근 수술이나 외상 여부를 알려주세요.

5장

뇌졸중 후 찾아오는 또 다른 재앙, 혈관성 치매

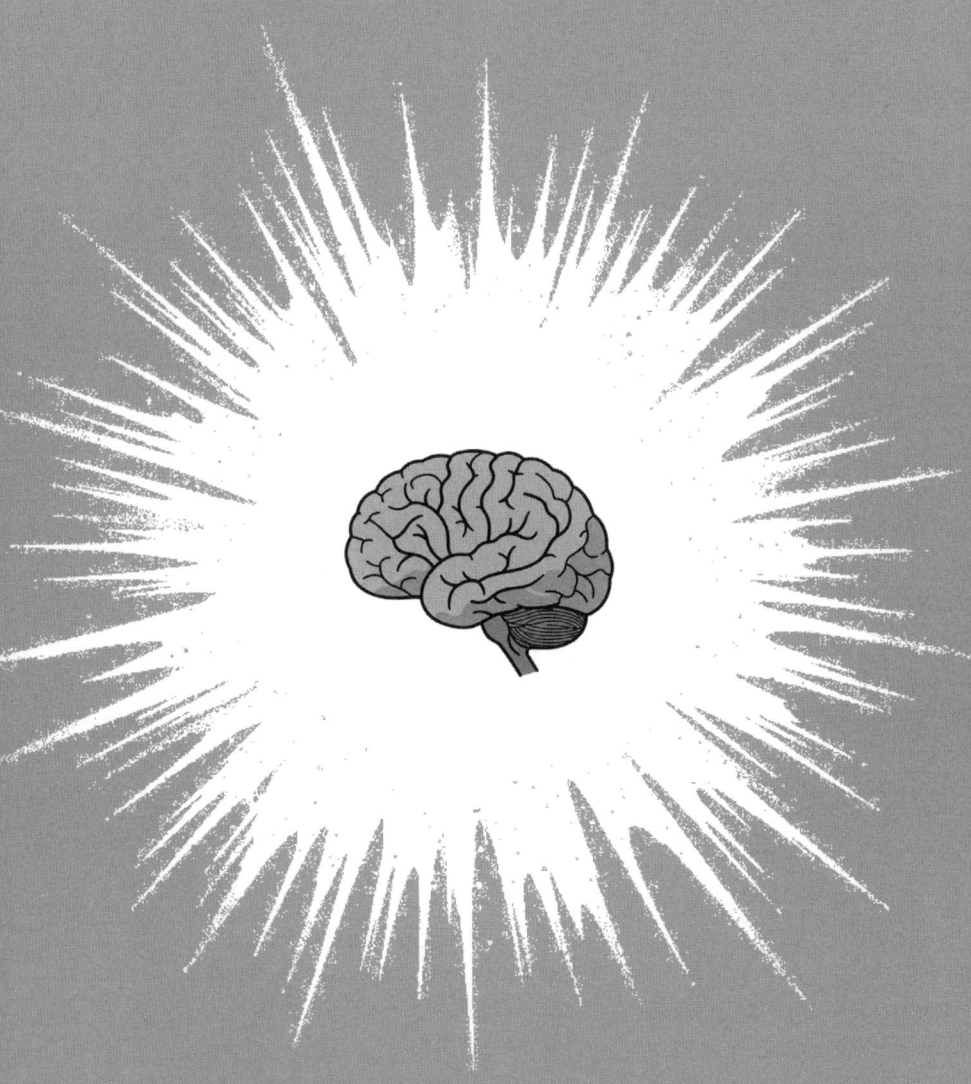

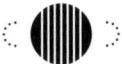

알츠하이머와 혈관성 치매는 어떻게 다를까?

뇌졸중에서 회복된 후 '이제 다 나았다'고 생각하고 안심하고 있나요? 안타깝게도 뇌졸중의 영향은 급성기가 지난 후에도 계속될 수 있습니다. 뇌졸중 생존자 중 상당수가 직면하게 되는 또 다른 어려움이 바로 '혈관성 치매'입니다.

치매는 단일 질환이 아니라 다양한 원인에 의해 발생하는 인지 장애 증후군입니다. 그중에서도 가장 흔한 유형은 알츠하이머병과 혈관성 치매입니다.

알츠하이머병은 어떻게 발생하는 걸까요? 우선 베타 아밀로

이드라는 독성을 가진 단백질 조각들이 뇌세포 밖에 쌓이면서 신경세포들 사이의 소통을 방해하고 염증을 일으킵니다. 또한 타우 단백질은 원래 뇌세포의 골격을 유지하는 역할을 하는데요. 이것이 비정상적으로 변형되어 세포 내부에서 엉키게 되면 영양분과 산소를 운반하는 통로가 막혀버립니다.

이런 2가지 변화가 계속 쌓이면서 뇌세포들이 점점 기능을 잃고 결국 죽게 됩니다. 특히 기억을 담당하는 해마 부분과 사고력을 관장하는 대뇌피질이 먼저 손상돼요. 그렇기 때문에 기억력 저하, 판단력 감퇴, 말하기 어려움 등의 증상이 나타나는 거죠.

이에 비해 혈관성 치매는 뇌 혈류의 문제로 인해 발생합니다. 크고 작은 뇌졸중이 누적되거나, 미세혈관에 장기간 문제가 생겨 뇌 조직이 손상되면서 인지 기능이 저하됩니다. 알츠하이머병과 달리, 혈관성 치매는 종종 '계단식'으로 진행됩니다. 즉 새로운 뇌졸중이 발생할 때마다 인지 기능이 갑자기 악화되는 패턴을 보입니다. 초기부터 운동 기능 이상, 감각 이상, 언어 장애가 동반되는 경우가 흔해요.

70대 이상 노인이 사람을 못 알아본다 등 인지장애를 주 증상으로 응급실에 방문할 때가 있습니다. 이런 경우 급성 뇌경색은 보이지 않았지만 작은 혈관이 막히는 열공성 뇌경색이 여러 군데에 확인되는 경우가 있습니다. 어느 날 큰 뇌혈관이 막혔으면 본인이나 가족들이 바로 증상을 알아챘을 겁니다. 하지만 작은 뇌혈관이 여러 번에 걸쳐 막히면서 치매 증상과 비슷한 혈관성 치매가 발생한 거죠.

뇌혈관이 망가지면 왜 치매가 찾아올까?

뇌는 우리 몸에서 가장 많은 에너지를 소비하는 기관입니다. 그래서 뇌는 혈액 공급 변화에 매우 취약하죠. 뇌 혈류가 감소하면 뇌 조직에 손상이 발생하고, 인지 기능이 저하됩니다. 혈관성 치매입니다. 혈관성 치매가 발생하는 4가지 경로를 알아볼게요.

첫째, 큰 뇌혈관이 막히면 광범위한 뇌 영역이 손상될 수 있습니다. 대규모 뇌경색이 인지 기능에 중요한 영역(예: 전두엽, 측두엽)에 발생하면 즉시 인지 저하가 나타날 수 있습니다.

둘째, 작은 뇌혈관들이 반복적으로 막히면서 여러 개의 작은 경색(열공성 경색)이 발생할 수 있습니다. 개별적으로는 증상을 거의 일으키지 않더라도, 이러한 작은 손상이 누적되면 인지 기능에 상당한 영향을 미칠 수 있습니다.

　셋째, 고혈압, 당뇨병 등으로 인해 뇌의 아주 작은 혈관들이 손상되면 백질에 문제가 생길 수 있습니다. 이는 뇌의 다른 부위 간 통신을 방해하여 인지 저하를 일으킬 수 있습니다.

　넷째, 심장 기능 저하로 인해 뇌로의 혈류가 만성적으로 감소하면 '저관류성 치매'가 발생할 수 있습니다. 이는 특히 심부전, 부정맥, 심한 협심증 환자에서 발생할 수 있습니다.

　열공성 뇌경색은 지름 3~15mm의 작은 경색으로, CT나 MRI 검사에서 뇌에 작은 구멍이 뚫린 것처럼 보입니다. 이런 작은 경색 하나는 큰 영향을 미치지 않을 수 있죠. 하지만 여러 개가 누적되면 인지 기능에 심각한 영향을 미칠 수 있습니다. 특히 이게 뇌 심부(기저핵, 시상 등)에 있는 경우, 뇌 네트워크의 중요한 연결 경로를 방해해서 인지 기능이 떨어집니다.

혈관성 치매 예방을 위한
뇌혈관 관리법

　좋은 소식은, 혈관성 치매는 대부분 예방이 가능하다는 점입니다. 혈관 질환의 위험 인자를 관리함으로써 혈관성 치매의 위험을 크게 줄일 수 있습니다. 다음은 뇌혈관 건강을 위한 핵심 전략들입니다.

1. 혈압 관리: 고혈압은 혈관성 치매의 가장 중요한 조절 가능한 위험 인자입니다. 혈압을 정상 범위(일반적으로 120/80mmHg 미만)로 유지하는 것이 중요합니다. 연구에 따르면, 혈압을 수축기 혈압 목표 120mmHg 이하로 적극적으로 조절하면 경도 인지 기능 저하를 19% 줄일 수 있다고 해요. 치매 위험은 15% 줄일 수 있고요.[18]

따라서 혈압을 적극적으로 관리하기 위해 정기적으로 혈압을 측정하고, 처방받은 혈압약을 꾸준히 복용해야 합니다. 소금 섭취를 줄이고(하루 5g 이하), 알코올 섭취도 제한하세요.

2. 당뇨병 관리: 당뇨병은 혈관 손상을 가속하고 뇌졸중 위험을 2~3배 증가시킵니다.[19] 그래서 혈당을 적절히 관리하는 것이 중요합니다. 이를 위해 정기적으로 혈당을 확인하고 당뇨약을 처방받았다면 꾸준히 복용하세요. 근본적 치료인 인슐린 저항성 개선을 위해 식단과 체중을 관리하세요.

3. 콜레스테롤 관리: 고지혈증은 혈관 벽에 플라크 형성을 촉진하여 동맥경화와 뇌졸중 위험을 증가시킵니다. 포화지방과 트랜스지방 섭취를 줄이세요. 지방을 섭취할 땐 동물성 지방보다는 오메가-3 지방산이 풍부한 들깨, 아마씨, 아보카도와 견과류, 크기가 작은 생선을 주 2회 이상 섭취하세요.

4. 심장 건강 관리: 심장질환은 뇌졸중 위험을 매우 증가시킵니다. 정기적인 심장 검진, 심전도 검사를 통해 부정맥이 있는지 확인하세요. 필요한 경우 의사의 지시에 따라 항응고제나 항혈소판제를 복용하세요. 심장질환의 증상(두근거림, 호흡곤란, 흉통 등)이 있으면 즉시 순환기내과에서 진료를 받으세요.

5. 생활습관 개선: 건강한 생활습관은 뇌혈관 건강의 기본입니다. 우선 흡연은 뇌졸중 위험을 2~4배 증가시킵니다. 금연은 이 위험을 크게 줄입니다. 주 5회, 하루 30분 이상의 중강도 유산소 운동이 권장됩니다. 규칙적인 운동은 뇌졸중 위험을 약 25~30% 감소시킵니다. 지중해식 식단(과일, 채소, 전곡류, 견과류, 올리브유, 생선 위주)이 뇌 건강에 좋습니다. 비만, 특히 복부 비만은 뇌졸중과 혈관성 치매 위험을 증가시킵니다. 과도한 음주는

뇌졸중 위험을 증가시킵니다. 하루 1~2잔 이내로 제한하세요. 수면 부족은 고혈압, 당뇨병, 비만 위험을 증가시켜 간접적으로 뇌혈관 건강에 영향을 미칩니다.

6. 인지 기능 자극: 인지적으로 자극이 되는 활동은 '인지 예비력'을 구축하는 데 도움이 됩니다. 새로운 기술이나 언어를 배우세요. 퍼즐, 게임, 독서 등 두뇌를 자극하는 활동을 하세요. 여러 사람과 만나 교류를 유지하고 우울증을 예방하세요.

7. 정기적인 건강 검진: 초기에 위험 인자를 발견하고 관리하는 것이 중요합니다. 40세 이상이라면 최소 2년에 한 번 건강 검진을 받으세요. 고위험군(고혈압, 당뇨병, 고지혈증, 뇌졸중 가족력 등)에 해당한다면 더 자주 검진을 받으세요.

현실에서 더 흔한 혼합형 치매

현실에서는 순수한 알츠하이머병이나 혈관성 치매보다 두 가지 이상의 원인이 결합한 '혼합형 치매'가 더 흔합니다. 특히 65세 이상의 치매 환자 중 상당수는 혼합형 치매를 앓고 있는데요. 이는 단일 원인에 의한 치매보다 더 빠르게 진행될 수 있습니다.

혼합형 치매 환자는 알츠하이머병과 혈관성 치매의 특성을 모두 보입니다. 기억력 문제와 집행 기능 장애가 함께 나타나죠. 뇌 영상에서는 뇌 위축과 혈관성 변화가 동시에 관찰됩니다.

더욱 주목할 점은 혈관 질환이 알츠하이머병의 진행을 가속한다는 증거가 늘고 있다는 것입니다. 혈관 건강이 좋지 않으면 베타 아밀로이드 제거가 감소하고, 허혈 유발 염증 반응이 증가하여 신경 퇴행을 가속합니다. 이는 뇌혈관 건강이 모든 유형의 치매 예방에 중요하다는 것을 시사합니다.

혼합형 치매 환자의 경우, 혈관 위험 인자를 적극적으로 관리하는 것이 특히 중요합니다. 혈관성 요소를 개선하면 전반적인 인지 기능 저하 속도를 늦출 수 있기 때문입니다.

6장

뇌 질환에 대한 흔한 오해와 진실

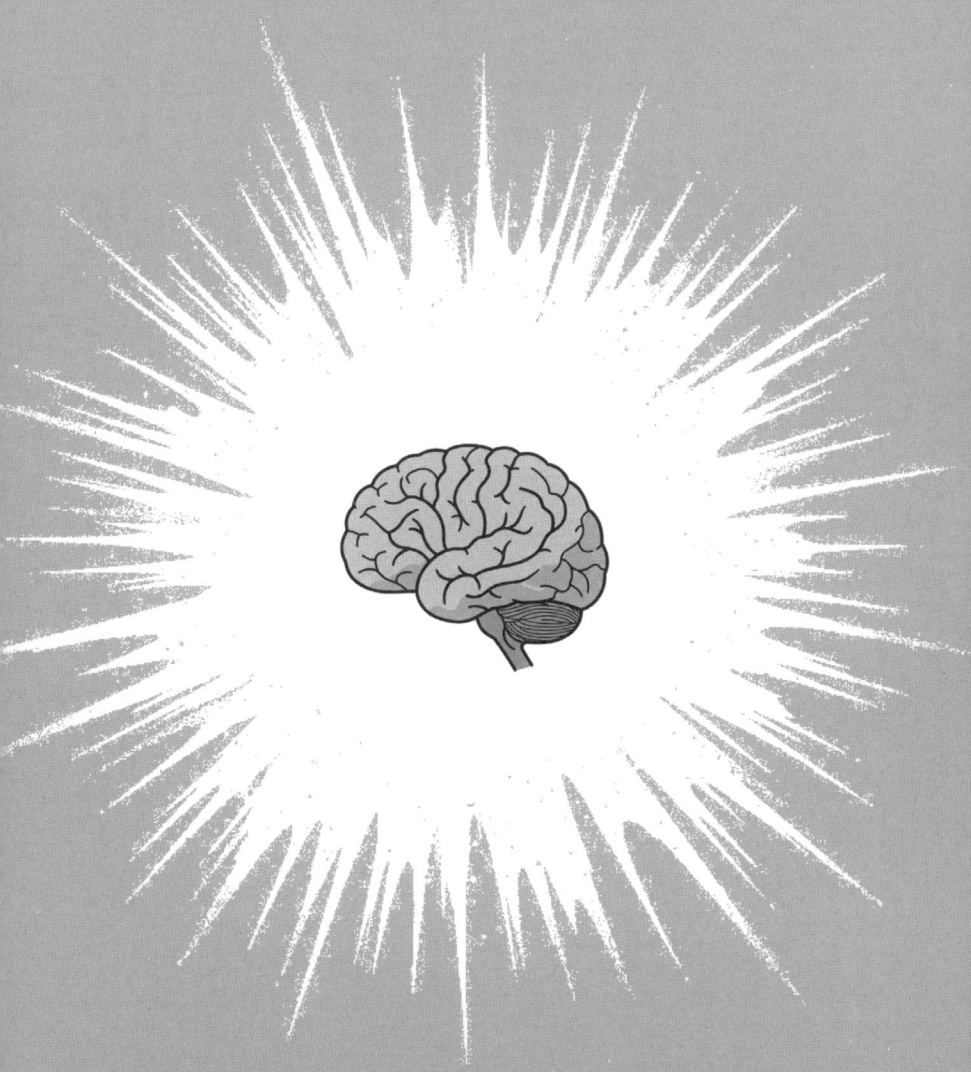

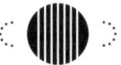

뇌졸중은
나이 든 사람만 걸린다?

미국의 통계에 따르면, 전체 뇌졸중 환자의 약 10~15%는 45세 미만의 젊은 성인입니다. 특히 20~44세 사이의 젊은 성인에서 뇌졸중 발생률이 지난 수십 년간 꾸준히 증가하고 있습니다.

우리나라에서는 아직 그 비율이 좀 더 낮아 45세 미만 뇌졸중 환자 비율은 5%였습니다. 그중 뇌 실질 내 출혈이나 지주막하 출혈과 같은 출혈성 뇌졸중이 젊은 성인에서 많이 발견되고 있습니다.

교과서에서 설명하는 젊은 사람들에게 뇌졸중이 생기는 주요 원인으로는 혈관 박리(목 혹은 뇌혈관의 내벽이 찢어지는 상태), 선천성 심장 결함 또는 혈액 응고 장애, 약물 남용(특히 코카인, 메스암페타민)이 있어요.

그런데 최근에는 그 상황이 다릅니다. 고혈압, 당뇨, 고지혈증의 발병 나이가 점차 낮아져 조기에 동맥경화증이 생기면서 뇌졸중이 발생하고 있기 때문입니다. 그러므로 젊은 나이부터 건강한 생활습관을 유지하고, 뇌혈관 상태를 깨끗하게 유지하는 것이 중요합니다.

뇌출혈은 무조건 수술해야 한다?

뇌출혈 치료에 관한 결정은 사실 훨씬 더 복잡합니다. 뇌출혈의 치료는 출혈의 위치, 크기, 환자의 상태 등 여러 요인에 따라 결정되고요. 모든 환자가 수술적 치료가 필요한 것은 아닙니다. 뇌출혈 치료는 크게 보존적 치료와 수술적 치료로 나뉩니다.

70대 남성 환자가 뇌의 안쪽인 기저핵 부위에 소량의 크기의 뇌출혈이 발생했습니다. 의식은 명료했고 가벼운 좌측 팔다리 마비만 있었죠. 신경외과 의사와 상담 후, 보존적 치료를 선택했습니다. 환자는 적극적인 혈압 조절, 항경련제 예방적 투여, 지혈제 투여 등의 내과적 치료를 받았어요. 그 결과 점진적으로 회복되어 거의 정상적인 일상생활로 복귀할 수 있었습니다.

뇌출혈 치료는 각 환자의 상황에 맞게 결정되어야 합니다. 최근 연구들은 일부 뇌출혈 환자에서 보존적 치료가 수술적 치료보다 더 나은 결과를 가져올 수 있음을 보여줍니다. 초기 치료 결정은 보통 신경외과에서 결정합니다. 이후 추가 검사 및 지속적인 평가를 통해 응급수술이 결정되기도 합니다.

치매는 어쩔 수 없는 노화 현상이다?

많은 사람이 '나이가 들면 누구나 치매에 걸린다'거나 '치매는 노화의 자연스러운 과정'이라고 생각합니다. 그러나 이는 사실이 아닙니다.

치매는 노화의 정상적인 부분이 아니라 질병입니다. 물론 나이가 치매의 가장 큰 위험 요인이지만, 모든 노인이 치매에 걸리는 것은 아닙니다. 보건복지부 2023년 치매 역학조사 통계에 따르면, 65세 이상 노인의 치매 유병률은 약 9%, 85세 이상에서는 약 21%였습니다. 즉 대다수 노인은 치매 없이 노년을 보냅니다.

더 중요한 것은, 특히 혈관성 치매의 경우 많은 위험 요인이 조절 가능하다는 점입니다. 치매를 예방하기 위해서는 다음과 같은 관리가 필요합니다.

- **혈관 건강 관리**: 고혈압, 고지혈증, 당뇨병 조절
- **건강한 생활습관**: 금연, 금주, 규칙적인 운동, 건강한 식단
- **인지적 자극**: 지속적인 학습과 인지적으로 활발한 활동 참여
- **사회적 연결**: 활발한 사회 활동과 인간관계 유지
- **충분한 수면과 스트레스 관리**
- **두부 외상**(머리 부딪힘, 넘어짐) **예방**

여러 연구는 이러한 위험 요인의 관리가 치매 발생률을 최대 40%까지 감소시킬 수 있다고 보고하고 있습니다. 특히 50세의 12가지 위험 요인을 분석한 결과, 신체 활동 부족, 고혈압, 폐 기능 저하를 적극적으로 개선하면 노년기의 치매 발생을 예방하는 데 도움이 됩니다.[20]

젊은 사람은 두통이 있어도 다 편두통이다?

"저는 아직 20대이니까 어차피 편두통 아닌가요?"

젊은 환자들에게서 종종 듣는 질문입니다. 젊은 사람의 두통 대부분은 편두통이나 긴장성 두통, 경추성 두통과 같은 양성 원인에 의한 것이 사실입니다. 하지만 번개가 치는 듯 극심한 두통이나 비전형적인 특성을 보이는 두통을 느낀다면, 심각한 원인이 숨어 있을 수 있습니다.

다음과 같은 경우에는 나이에 상관없이 뇌 영상 검사를 받아 볼 필요가 있습니다.

- 갑자기 발생한 극심한 두통
- 이전과 패턴이 완전히 다른 두통
- 구토가 동반되거나 점점 심해지는 두통
- 기침, 재채기, 힘주기로 악화되는 두통
- 발열, 목 뻣뻣함, 발진과 동반된 두통
- 신경학적 증상(시력 변화, 마비, 감각 이상 등)과 동반된 두통
- 병력(암, HIV, 면역 억제제 복용 등)이 있는 환자의 새로운 두통

뇌동맥류, 동정맥 기형, 뇌정맥 혈전증, 뇌종양 등은 비교적 젊은 사람에게도 발생할 수 있습니다. 이런 질환은 종종 심한 두통이 첫 증상으로 나타납니다. 따라서 위험 신호가 있는 두통은 나이에 상관없이 적극적인 검사가 필요합니다.

뇌졸중 후에는 완전한 회복이 불가능하다?

"뇌졸중이 한번 오면 평생 장애를 안고 살아야 하나요?"

뇌졸중 환자와 가족들이 종종 이런 불안을 표현합니다. 하지만 적절한 치료와 재활을 통해 상당한, 때로는 완전한 회복을 이룰 수 있습니다. 특히 초기에 효과적인 치료를 받은 환자들은 좋은 예후를 보입니다.

뇌는 놀라운 '가소성'을 가지고 있습니다. 가소성이란 뇌가 손상 후에도 잃어버린 뇌 기능을 스스로 되살리고 새로운 연결을 형성하는 능력을 말합니다. 특히 젊은 환자들은 뇌 가소성이 더 활발하죠.

더하여, 앞으로는 고압산소 치료도 뇌졸중 재활 치료의 중요한 한 축을 차지하게 될 것으로 보입니다. 수술 또는 혈관 내 혈전제거술 등을 마침과 동시에 고압산소 치료를 시행함으로써 뇌 기능 개선에 극적인 도움을 주는 사례들이 쌓이고 있습니다. 다만 한두 차례 치료로 이런 결과가 나오진 않아요. 두 달 이상 20~40차례 치료해야 좋은 결과를 볼 수 있어 비용 문제까지 고려해 치료 계획을 짤 필요가 있습니다.[21]

뇌졸중 회복은 단기간에 이루어지지 않습니다. 대부분의 회복은 처음 3~6개월 동안 가장 빠르게 진행되지만, 1년 이상 길어질 수 있습니다. 일부 환자들은 그 이후에도 지속적인 개선을 보입니다.

따라서 뇌졸중 환자와 가족들은 회복할 수 있다는 희망을 잃지 말고, 적극적으로 재활 프로그램에 참여해야 합니다. 동시에, 현실적인 기대와 목표를 설정하는 것도 중요합니다. 모든 환자가 완전한 회복을 이루는 것은 아니지만, 대부분은 적절한 치료와 재활을 통해 상당한 개선을 이루어 낼 수 있습니다.

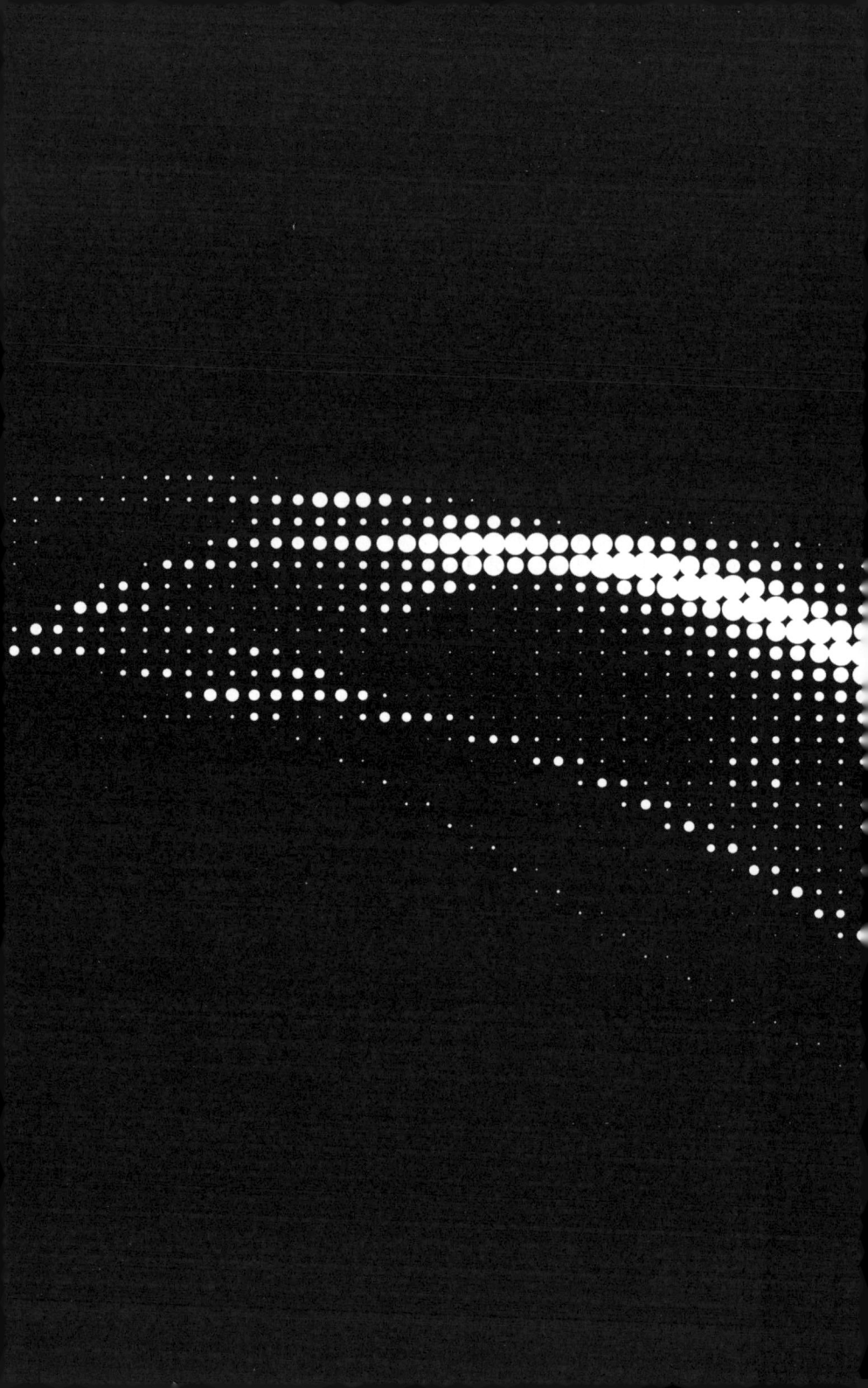

PART 3

침묵의 살인자, 암

1장

은밀한 침략자, 암의 비밀

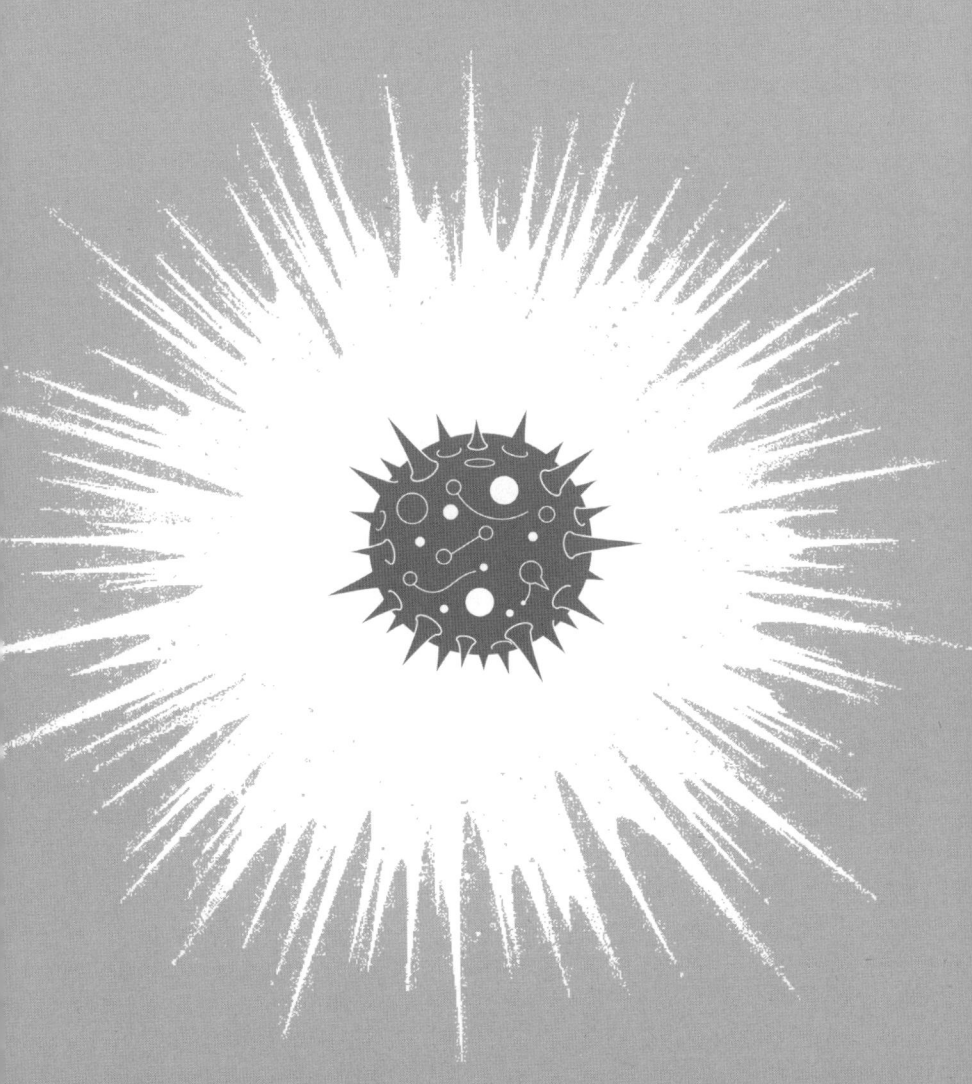

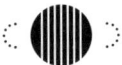

암세포의 탄생과 성장

암이라는 단어를 들으면 어떤 생각이 드시나요? 두려움, 공포, 죽음…. 대부분 사람이 이런 부정적 감정을 느낄 겁니다. 실제로 암은 우리나라 사망 원인 1위를 차지하고 있어요. 2023년 기준으로 전체 사망자의 24.2%가 암으로 인해 목숨을 잃었습니다.

10만 명 중 심혈관 질환으로 사망하는 사람이 65명이라면, 암으로 사망하는 사람은 167명으로 집계됩니다. 암 사망자 수가 심혈관 질환보다 약 2.6배 이상 높은 것이죠. 전 세계적으로는 심혈관 질환이 사망 원인 1위지만, 우리나라에서는 암이 더 많은 생명을 앗아가고 있는 것이 현실입니다.

암은 단순히 운이 나빠서, 혹은 유전자가 잘못되어 걸리는 질환이라고 생각하기 쉽습니다. 이것이 지금까지 과학계에서 믿어왔던 유전자 결정론입니다. 물론 특정 유전자 돌연변이가 암 발병에 직접적인 영향을 주는 예도 있지만, 그 비율은 5~10% 정도로 작습니다. 그럼 유전자가 아닌 다른 암의 원인은 무엇일까요?

암은 우리 몸의 세포가 비정상적으로 변해서 통제 없이 증식하는 질환입니다. 정상적인 세포는 세포 분열을 통해 증식하고, 수명이 다하면 자연스럽게 사멸하는 과정을 거칩니다. 우리 몸은 약 60조 개의 세포로 구성되어 있는데, 매일 수십억 개의 세포가 죽고 새로 태어나요. 이 과정에서 세포는 자신의 DNA를 복제하여 새로운 세포를 만들어내는데요. 이 복제 과정에 오류가 생기는 경우가 있습니다.

건강한 세포는 DNA 복제 과정에서 오류가 발생하면 이를 감지하고 수정해요. 오류가 너무 심하면 '세포자멸사'라는 프로그램을 작동시켜 스스로 사멸을 선택하죠. 이런 방어 메커니즘 덕분에 우리 몸은 비정상적인 세포의 증식을 막을 수 있습니다.

하지만 때로는 이러한 방어 시스템이 실패해요. 손상된 DNA를 가진 세포가 계속 살아남고 분열하게 됩니다. 이것이 바로 암세포의 시작입니다.

암세포는 정상 세포와 달리 몇 가지 특징을 가지고 있습니다. 첫째, 무한정 분열할 수 있는 능력이 있습니다. 정상 세포는 '헤이플릭 한계Hayflick limit'라고 불리는 분열 횟수 제한이 있지만, 암세포는 이를 무시하고 계속해서 분열합니다. 둘째, 암세포는 프로그램된 세포 죽음(세포자멸사)을 피하는 능력이 있습니다. 셋째, 암세포는 자신의 생존에 필요한 영양분과 산소를 공급받기 위해 새로운 혈관을 생성하도록 유도합니다. 이를 '혈관신생'이라고 합니다. 넷째, 암세포는 주변 조직을 침범하고 다른 장기로 전이할 수 있는 능력을 갖추고 있습니다. 이러한 특징들이 암을 매우 치료하기 어려운 질병으로 만듭니다.[22]

우리 몸에서는 매일 약 5,000개의 세포가 암세포로 변할 가능성이 있지만, 건강한 면역 시스템이 이러한 세포들을 발견하고 제거합니다. 특히 자연살해세포(NK세포)와 T세포는 비정상 세포를 인식하고 제거하는 데 중요한 역할을 합니다. 이런 과정을 통해 우리는 암 발병으로부터 보호받고 있는 것이죠.

그런 의미에서 우리 모두는 예비 암 환자라고 할 수 있습니다. 매일 생성되는 비정상 세포들을 건강한 면역 세포가 정리하고 처리하여 암으로 진행되지 않도록, 덩어리를 형성하지 않도록 하는 능력을 내 몸 스스로 확보하게 만들어야 합니다.

그러나 면역 체계가 약해지거나 암세포가 면역 체계를 회피할 수 있는 능력을 얻게 되면, 암세포가 증식하여 종양을 형성하게 됩니다.

암은 적어도 1cm 정도의 크기가 되어야 일반적인 영상 검사에서 발견될 수 있습니다. 그 이전에는 영상에서 보이지 않을 정도로 너무 작아서 감지하기 어려운 경우가 많습니다. 이때 증상은 당연히 거의 없다시피 하고요. 따라서 몸의 어느 한 곳에서 암이 발견되었을 때는 초기 암이라 하더라도 이미 오랜 기간 분열하여 진행된 상태일 수 있어요. 때로는 다른 장기로 미세 전이 되었을 가능성도 있습니다.

이런 초기 1cm 암은 손가락 한 마디보다 작은 크기인데요. 이 작은 암이 약 10억 개의 암세포로 이루어져 있다는 걸 아세요? 이 크기에 도달하기 위해서는 방해 없이 무려 30여 번의 세포 분열이 필요합니다.

이 과정에 걸리는 시간은 암의 종류와 개인의 상태에 따라 수개월에서 수년까지 다양할 수 있지만 5~15년 정도 된다고 알려져 있습니다. 즉 오늘 발견된 암은 최소 5년 전부터 내 몸 안에서 형성되기 시작했다고 볼 수 있죠.[23] 이것이 바로 "내가 지금 먹은 음식과 지금의 생활습관이 5년 뒤 미래의 나를 만든다"라고 표현하는 이유입니다.

정상 세포가 왜 암세포로 변할까?

암은 어느 날 갑자기 찾아오는 것이 아니라, 오랜 시간에 걸쳐 다양한 요인이 복합적으로 작용하여 발생합니다. 정상 세포를 암세포로 변하게 만드는 요인은 크게 내부 요인과 외부 요인으로 나눌 수 있습니다.

우선 내부 요인으로는 유전적 변이가 있습니다. 우리 몸의 세포는 끊임없이 분열하며, 이 과정에서 DNA 복제 오류가 발생할 수 있습니다. 또한 노화와 함께 세포의 DNA 손상 복구 능력이 약해지므로 나이가 들수록 암 발생 위험이 커집니다.

일부 사람들은 특정 유전자 변이를 가지고 태어나서 암에 걸릴 위험이 클 수 있습니다. 예를 들어, DNA 손상을 복구하는 BRCA1 또는 BRCA2 유전자의 변이를 가진 여성은 유방암이나 난소암에 걸릴 확률이 일반 여성보다 훨씬 높습니다.

외부 요인으로는 다양한 환경적 요소가 있습니다. 담배 연기, 미세먼지, 자외선, 방사선, 화학 물질 등의 발암물질에 노출되면 DNA 손상 위험이 커집니다. 우리가 먹는 음식 중에서도 암을 일으키는 주요한 것들이 있습니다. 바로 탄 음식이나 가공육 같은 것들인데, 이런 음식은 발암물질입니다. 가공육을 하루 50g씩 더 섭취할 때마다 대장암 발병 위험이 18% 증가한다는 연구 결과가 있습니다.

우리나라에는 한 가지 특수한 요인이 더 있습니다. 김치찌개, 소금에 절인 생선, 젓갈처럼 짠 국물을 먹거나 염장된 음식을 섭취하는 음식 문화죠. 이 때문에 위암 발생 확률이 증가하는 것으로 알려져 있습니다. 특히 헬리코박터 파일로리에 감염된 경우 그 위험이 10배까지 증가합니다.[24]

건강하지 못한 생활습관, 즉 불균형한 식습관, 운동 부족, 만성 스트레스, 수면 부족 등은 면역 체계를 약하게 만들고 암 발생 위험을 높입니다. 예를 들어, 만성 수면 부족이 면역 기능을 떨어뜨려 암 위험을 높인다는 보고가 있습니다.[25]

최근 후성유전학 연구 덕분에, 환경과 생활 방식이 유전자 발현에 미치는 영향이 밝혀지고 있습니다. 같은 유전자를 가지고 있어도 환경에 따라 다르게 발현될 수 있다는 것이죠. 이를 잘 보여주는 대표적인 예가 '아구티 생쥐 실험'입니다.

아구티 유전자를 가진 아구티 생쥐는 원래 몸집이 크고 털 색깔이 노란색이며, 암과 당뇨 같은 질환에 잘 걸리는 특징이 있습니다. 그런데 이 생쥐가 임신했을 때, 엄마 생쥐에게 철분과 엽산 같은 영양이 강화된 먹이를 주면, 메틸기가 붙어 아구티 유전자가 꺼진 새끼를 낳게 됩니다. 이 새끼들은 색깔이 갈색이고 몸집이 작으며, 암과 당뇨에 잘 걸리지 않는 특징을 보입니다.

결국 내가 어떤 유전자를 가졌는지도 중요하지만, 무엇을 먹고 어떻게 생활하는지가 더 큰 영향을 미친다는 걸 알 수 있습니다. 최근 연구들에 따르면 암 발생의 90~95%는 환경과 생활 방식에 의해 결정된다고 합니다. 이는 곧 우리가 암 예방을 위해 할 수 있는 일이 많다는 희망적인 메시지가 되죠.

암이 좋아하는 환경

암세포가 생존하고 성장하기 좋아하는 환경이 있습니다. 대표적으로 저산소 상태, 저체온 상태, 산성 상태가 되었을 때 암이 자라기 좋은 미세환경이 형성됩니다. 이런 환경에서는 암세포가 더 빠르게 자라고, 더 쉽게 전이됩니다.

1. 저산소 상태: 암 조직은 빠르게 성장하지만, 혈관 형성이 이를 따라가지 못해 종종 산소가 부족한 상태가 됩니다. 암세포는 이러한 저산소 환경에서도 생존하고 증식할 수 있도록 적응합니다. 저산소 상태는 암세포의 대사, 혈관 신생, 침윤, 전이 등을 촉진합니다.

2. 저체온 상태: 우리 몸의 면역 세포는 정상 체온인 36.5~37.5도보다 낮은 온도에서 활성도가 낮아지고, 높은 온도에서 활성도가 커집니다. 감기 바이러스나 폐렴, 신우염 등 여러 감염 질환에 노출되면, 우리 몸이 열을 내죠. 이 또한 면역 기능을 높이기 위한 몸의 자연스러운 방어 기전이에요. 이 중 NK세포(자연살해세포)는 바이러스와 암세포를 잡기 위해 특화된 세포예요. 이 세포는 38~41°C에서 암세포의 증식을 억제합니다.

3. 산성 상태: 암세포는 일반적으로 산소가 충분한 상태에서도 무산소 상태에서 활성화되는 해당작용glycolysis을 통해 에너지를 생산하는 특성이 있습니다. 이를 '와버그 효과Warburg effect'라고 합니다. 이 과정에서 젖산이 많이 생성되어 주변 환경이 산성화됩니다. 산성 환경은 정상 세포에는 독이 될 수 있어요. 반면 암세포는 이에 적응해서 오히려 성장과 전이 능력이 향상됩니다.

암을 대사 질환으로 바라보자

암 하면 유전 질환이라고 생각해서, "운이 나빠서 걸리는 거고 가족력 때문에 걸리는 거지, 먹는 것과는 상관없다"라고 할 수 있습니다. 하지만 앞에서 살펴본 것과 같이 암은 대사 질환의 하나로 봐야 합니다. 고혈압, 당뇨병과 유사하게, 암은 비만과 대사증후군 같은 만성 대사 질환의 종착지로 볼 수 있어요. 이는 암 발생과 진행에 중요한 역할을 합니다.

실제로 고혈압, 당뇨병, 비만 등의 대사 질환은 암 발생 위험을 높이는 것으로 알려져 있습니다. 당뇨병 환자는 췌장암, 간암, 대장암 등 여러 암의 발생 위험이 큽니다. 비만은 체내 염증을 증가시키고 호르몬 불균형을 초래해 유방암, 대장암 등의 위험을 높입니다.

비만은 여러 이유로 만병의 근원이라고 합니다. 남는 에너지가 쌓여 지방세포에 머물게 되면, 그 지방세포를 먹이기 위해 혈관들이 더 자라게 돼요. 배 둘레에 쌓이는 체중만큼 혈관 길이가 점점 더 늘어나게 되는 거죠. 말초 모세혈관 상태는 점점 더 좁아지고, 이로 인해 여러 질환의 악순환이 시작됩니다. 결국 혈관 끝에 있는 세포들의 상태가 나빠지며 저산소증, 저체온증, 산증이 생기게 됩니다. 이 상태가 지속하면 정상 세포가 암세포로 변할 가능성이 커집니다.

게다가 비만이 되면 지방세포에서 나오는 호르몬 물질들이 많아져 유방암, 난소암, 전립선암의 위험도 커집니다. 그래서 비만을 피하라고 강조하는 거예요.

이처럼 암을 대사 질환으로 바라보는 관점은 암의 예방과 치료에 새로운 길을 제시합니다. 생활습관을 개선하고 고혈압, 당뇨병, 비만을 조절함으로써 암 발생 위험을 줄일 수 있는 거죠. 더욱이 혈관 상태를 개선하는 노력이 암 예방과 치료에 큰 역할을 할 수 있습니다. 이미 암에 걸렸더라도 생활습관을 개선하면 치료 효과를 높이고 재발 위험을 줄이는 데 도움이 됩니다.

2장

무엇이 암을 부르는가?

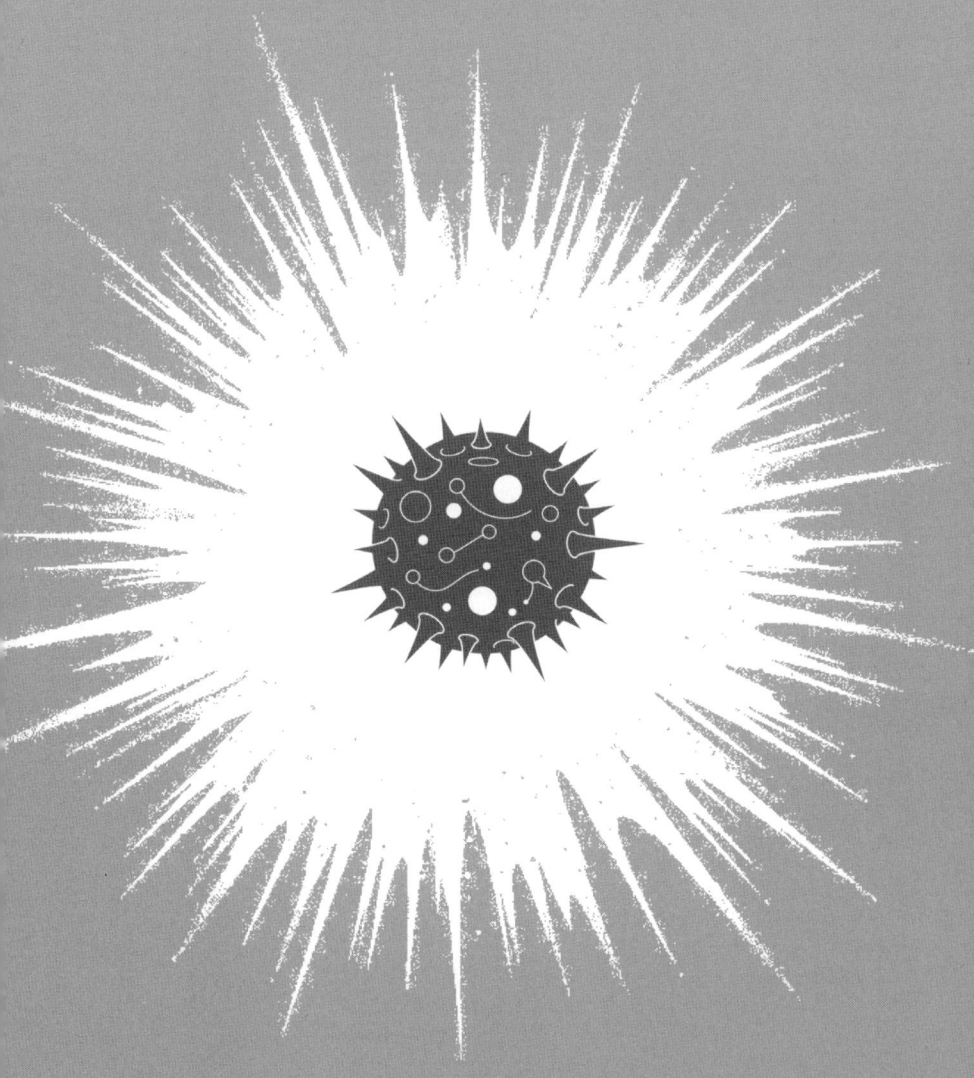

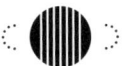

흡연과 음주는
암의 주요 원인

흡연은 현재까지 밝혀진 단일 위험 요인 중 가장 강력한 발암물질입니다. 흡연자는 비흡연자보다 폐암 발생 위험이 최대 20배나 높고요. 후두암, 구강암, 식도암, 방광암 등 여러 종류의 암 발생 위험도 현저히 증가해요. 흡연이란 단 하나의 요인이 암으로 인한 모든 사망 원인의 약 25~30%, 폐암의 경우 무려 87%를 차지합니다.[26] 특히 췌장암의 경우, 흡연자는 발생 확률이 1.7배 증가하며, 하루 한 갑 이상 피웠을 때는 3배로 증가한다는 연구 결과가 있습니다. 보통 술이 췌장암의 가장 주요한 원인이라고

생각하지만, 연구 결과에서는 흡연이 췌장암의 가장 큰 위험 요인인 것으로 확인되었습니다.[27]

또한 간과하기 쉬운 사실은 간접흡연의 위험성입니다. 간접흡연 역시 비흡연자의 폐암 위험을 20~30% 증가시키며, 뇌졸중 위험 또한 20~30% 증가시킵니다. 어린이의 경우 중이염, 호흡기 감염, 천식 악화 등의 위험을 높입니다. 가족의 건강을 위해서라도 금연은 필수겠죠.

음주 역시 암 발생 위험을 크게 높입니다. 알코올은 간세포를 손상시켜 알코올성 간염을 유발합니다. 알코올은 체내에서 아세트알데히드로 대사되는데, 이는 DNA를 손상시키고 세포 복구를 방해하는 발암물질입니다. 하루 50g 이상의 알코올 섭취는 간염 및 간경변을 통해 간암, 특히 간세포암 위험을 1.5~5.2배 증가시킵니다.[28]

또한 음주는 구강암, 인두암, 후두암, 식도암, 대장암 등 소화기암의 주요 원인이라서, 발병률이 2.7~5배 증가합니다. 대장암의 경우 하루 1~2잔 음주로도 위험이 1.4배 상승합니다. 하루 2잔 이상 음주는 췌장암 위험을 19% 높이고요. 소량의 음주도 췌장염을 일으켜 췌장에 부담을 줄 수 있습니다. 따라서 암 예방을 위해서는 한 잔의 술도 섭취하지 않는 것이 가장 좋습니다.[29]

비만이
암 위험을 높인다

비만은 단순한 체중 증가가 아닌 만성적인 염증 상태로, 다양한 암의 위험 요인이 됩니다.

연구에 따르면 남성의 암 사망의 14%, 여성의 20%가 비만에 기인하는 것으로 추산됩니다.[30] 비만이 암 위험을 높이는 기전은 다음과 같이 다양합니다.

1. 만성 염증: 비만 상태에서는 지방 조직에서 염증성 사이토카인이 지속적으로 분비되어 만성 염증 상태가 유지됩니다. 이러한 환경은 DNA 손상을 촉진하고 세포 분열을 가속하여 암 발생 위험을 높입니다.

2. 호르몬 불균형: 비만은 인슐린, 에스트로겐, 렙틴 등 다양한 호르몬의 불균형을 초래합니다. 특히 체내 지방이 많을수록 에스트로겐 분비가 증가하며, 이는 유방암, 자궁내막암 등 호르몬 관련 암의 위험을 높입니다.

3. 인슐린 저항성: 비만은 인슐린 저항성을 유발하여 혈중 인슐린과 인슐린 유사 성장인자IGF-1의 수치를 높입니다. 이 물질들은 세포 성장과 분열을 촉진하여 암 발생 위험을 높입니다.

4. 저산소증: 과도한 양의 지방 조직은 산소 공급이 원활하게 유지되지 않아 저산소 상태가 됩니다. 이러한 환경은 암세포의 발생과 전이를 촉진합니다.

체질량지수BMI가 5씩 증가할 때마다 췌장암 발병 확률이 10% 증가한다는 연구가 있습니다. 이 결과는 비만과 암 발생의 밀접한 관계를 보여줍니다. 최근 연구에서는 복부 비만이 췌장암 위험을 19% 증가시켜 체질량지수보다 더 중요한 위험인자로 보고되었습니다.[31]

응급실에서 만나는 많은 환자가 비만과 관련된 여러 대사 증후군과 합병증으로 고통받고 있습니다. 특히 소아 비만은 나이가 들면서 더 심각한 건강 문제로 이어질 수 있어요. 따라서 어린 시절부터 건강한 식습관과 규칙적인 운동 습관을 들이는 것이 중요합니다.

탄 음식과 가공육,
일상 속 발암물질

우리가 일상에서 자주 접하는 음식 중에도 암을 유발할 수 있는 발암물질이 존재합니다. 그 대표적인 예가 탄 음식과 가공육입니다.

고기나 생선을 고온에서 굽거나 태우면 헤테로사이클릭 아민HCA과 다환방향족 탄화수소PAH 같은 발암물질이 생성됩니다. 특히 벤조피렌은 강력한 발암물질로, 직화구이에서 많이 발견되죠. 만약 고기를 굽는다면, 충분히 익히되 태우지 않는 것이 좋아요. 또 굽는 것보다는 찌거나 삶는 조리법이 더 안전합니다.

가공육(소시지, 햄, 베이컨 등)은 2015년 세계보건기구(이하 'WHO')에서 1군 발암물질로 지정했습니다. 이런 식품과 발암의 관련성이 명확하다는 뜻이죠. 가공육에는 아질산염과 같은 보존제가 포함되어 있는데요. 이 물질은 체내에서 N-니트로소 화합물로 전환되어 DNA 손상을 일으킵니다.

따라서 하루 50g의 가공육 섭취만으로도 대장암 위험이 18% 증가하는 것으로 알려져 있습니다. 반면 채소에서 더 많은 질산염이 발견되는데요. 채소에 있는 비타민C, E, 폴리페놀 등

다량의 항산화 물질과 섬유질의 작용으로 니트로소아민의 발암성이 오히려 억제되는 것으로 나타났습니다.[32]

염분 과다 섭취와 위암

한국은 세계적으로 위암 발생률이 높은 국가 중 하나입니다. 이는 우리의 식문화와 밀접한 관련이 있죠. 김치, 장아찌, 젓갈 등 염분이 높은 음식의 과다 섭취는 위암 발생 위험을 높입니다.

연구에 따르면 김치와 된장 섭취가 위암 위험을 각각 1.57배, 1.62배 증가시키는 것으로 나타났습니다. 이는 소금이 위 점막을 손상시키고 염증을 유발하여 발암물질에 더 취약하게 만들기 때문입니다.[33]

세계암연구기금WCRF과 미국암연구협회AICR는 하루 소금 섭취량을 5g 이하로 제한할 것을 권장해요. 하지만 한국인의 평균 소금 섭취량은 이보다 훨씬 높은 10.2g 수준입니다(2023 국민건강영양조사). 한국에서 진단된 위암 사례의 18.6%, 대장암 사례의 34.9%가 과도한 염분 섭취와 관련된 것으로 추정됩니다.

위암 예방을 위해서는 염분 섭취를 줄이고, 신선한 과일과 채소를 충분히 섭취하는 것이 중요합니다. 또 헬리코박터 파일로리 균 감염이 위암 발생률을 3~6배 증가시켜 주요 위험 요인으로 역할을 하거든요. 그러므로 정기적인 검진과 필요 시 제균 치료도 중요합니다.[34]

스트레스와 수면 부족, 면역력의 적

스트레스와 수면 부족은 암 발생에 직접적인 원인은 아니지만, 면역 기능을 약화시켜 암 발생 위험을 간접적으로 높일 수 있습니다.

만성 스트레스는 코르티솔과 같은 스트레스 호르몬의 지속적인 분비를 유발합니다. 이는 면역 세포의 기능을 억제하고 염증 반응을 촉진해 암세포가 성장하고 전이하기 좋은 환경을 만들 수 있습니다.[35]

건강한 수면은 면역 체계가 제대로 기능하기 위한 필수 요건입니다. 7시간 미만의 수면은 NK세포 활성을 28% 낮추고, 5시간 미만 수면은 대식세포의 항원 제시 능력을 40% 낮춘다는 연구가 있습니다. 특히 암 환자들에게 충분한 수면은 회복과 치료 효과를 높이는 데 중요해요. 짧은 수면 시간은 대장암과 유방암 위험을 증가시키는 것으로 나타났습니다.[36]

지금의 습관이
5년 뒤의 나를 만든다

지금까지 살펴본 것처럼, 암은 단순히 유전자에 의해 결정된 운명이 아니라 우리의 생활습관과 환경적 요인에 크게 영향을 받는 만성 대사 질환입니다. 실제로 암 발생의 약 30~50%는 생활습관 개선을 통해 예방 가능하다고 알려져 있습니다.

오늘 내가 먹은 음식이 내일의 장 컨디션을 만드는 것처럼, 내가 지금 먹은 음식과 지금의 생활습관이 5년 뒤 미래의 나를 만듭니다. 5년 전 나의 식습관과 생활습관에 문제가 있어 작은 암세포를 제어하지 못하면, 그 암세포가 몸 어디선가 자리 잡아 증식하여 1cm 크기의 암으로 발견되는 거죠.

암은 무서운 병이지만, 생활습관 개선을 통해 그 위험을 크게 줄일 수 있다는 사실을 기억하세요.

3장
한국인이 많이 걸리는 암
: 증상은 이렇습니다

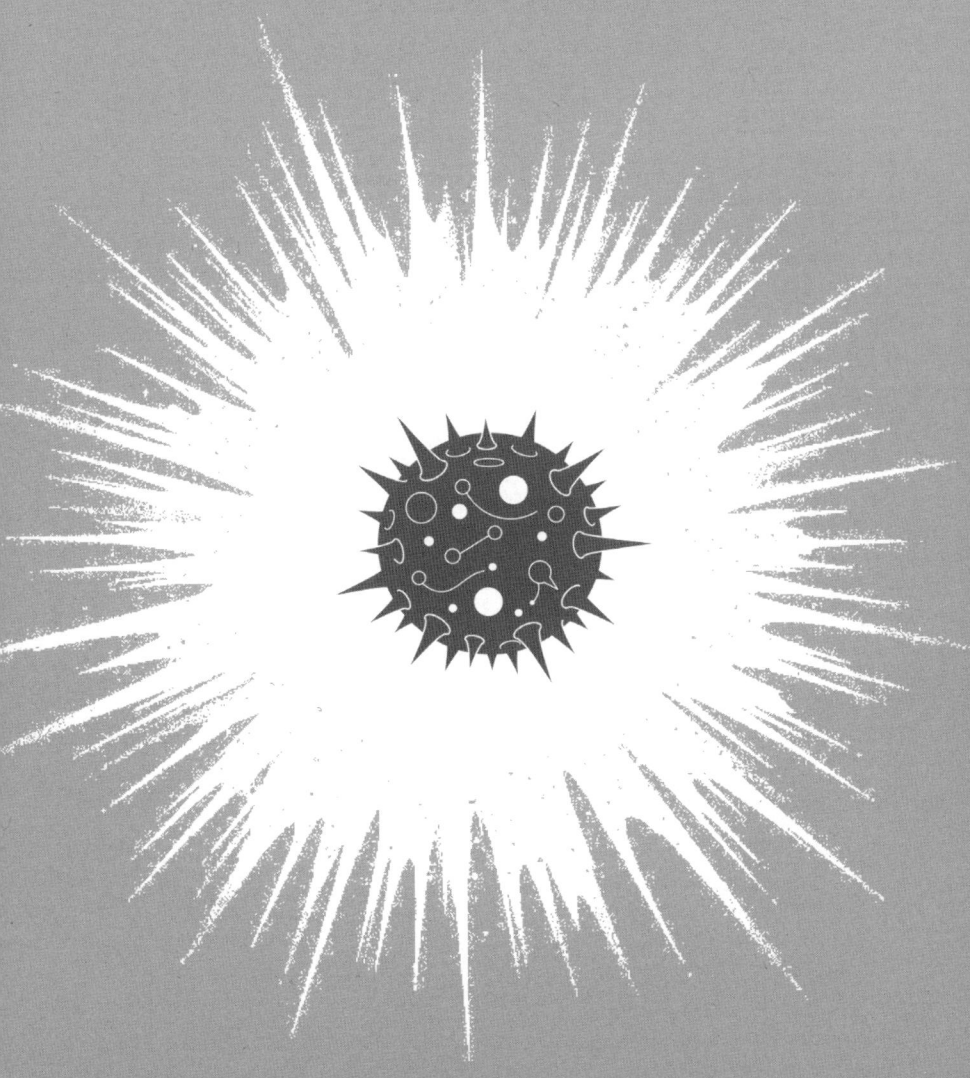

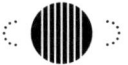

한국인에게 많이 발생하는 주요 암들은 각기 다른 초기 증상을 보입니다. 이러한 증상들을 조기에 인식하고 대처하는 것이 생존율을 높이는 데 결정적인 역할을 합니다. 한국인에게 흔히 발생하는 주요 암의 특징과 초기 증상에 대해 알아보겠습니다.

위암:
소화불량, 속쓰림이 오래간다면

위암은 과거 한국인에게 가장 흔한 암이었으며, 현재도 발생률이 높은 암입니다. 과도한 염분 섭취, 짠 음식, 훈제 또는 염장

식품의 과다 섭취, 헬리코박터 파일로리 감염 등이 주요 위험 요인으로 알려져 있죠. 주로 다음과 같은 증상이 나타납니다.

1. **소화불량:** 위암의 초기 증상은 단순한 소화불량과 매우 유사합니다. 식사 후 속이 더부룩하거나 불편한 느낌이 지속된다면 위내시경을 통해 확인이 필요합니다.

2. **속쓰림:** 위산 역류처럼 느껴지는 속쓰림이 2주 이상 지속된다면 단순한 위식도 역류 질환이 아닐 수 있습니다.

3. **식욕 감소와 체중 감소:** 뚜렷한 이유 없이 식욕이 감소하고 체중이 줄어드는 경우 세심한 진찰과 검사로 확인이 필요합니다.

4. **구역과 구토:** 특히 식사 후 지속적인 구역이나 구토가 있다면 주의해야 합니다.

5. **토혈이나 혈변:** 토혈이나 검은색 변(흑색변)은 위장관 출혈의 신호일 수 있으며, 이는 진행성 위암의 주요 증상입니다.

응급실에서 종종 토혈이나 검은 변으로 내원했다가 위암을 진단받는 경우를 볼 수 있습니다. 한 40대 남성 환자는 소화불량과 속쓰림을 단순한 스트레스로 여겼어요. 그래서 수개월 동안 제산제만 복용하다가 검은 변을 보고 놀라 응급실에 왔습니다. 내시경 검사를 해보니 진행성 위암에서 발생한 출혈 흔적이 확인되었습니다.

위암은 조기에 발견하면 5년 생존율이 90% 이상으로 매우 높지만, 진행된 상태에서 발견될 경우 생존율이 급격히 줄어들어요. 검진 내시경을 통해 위암이 진단된 경우 완치적 절제율은 95.7%인 반면, 증상 발생 후 진단된 경우는 완치적 절제율이 52.5%로 낮아집니다. 따라서 40세 이상이라면 2년 간격으로 정기적인 위 내시경 검사를 받는 것이 중요합니다.[37]

폐암:
기침과 객혈, 흉통을 놓치지 말 것

폐암은 전 세계적으로 암 사망의 주요 원인이며, 특히 흡연자에게서 많이 발생합니다. 하지만 최근에는 비흡연자에게서도 폐암 발생이 증가하고 있어 주의가 필요합니다. 다음과 같은 증상이 나타날 수 있습니다.

1. 지속적인 기침: 3주 이상 지속하는 기침, 특히 평소와 다른 양상의 기침이 나타난다면 주의해야 합니다.

2. 객혈: 기침할 때 소량이라도 피가 섞여 나오는 경우는 즉시 진료를 받아야 합니다. 기관지염이나 결핵 가능성도 있지만, 폐암 여부도 확인해야 합니다.

3. 흉통: 숨을 들이마시거나 기침할 때 더 심해지는 가슴 통증이 있다면 기흉이나 늑간 근육 긴장일 수 있지만, 폐암의 신호일 수도 있습니다.

4. 호흡곤란: 이유 없이 숨이 차거나 일상 활동 중에도 호흡곤란이 발생한다면 여러 진단을 고려해 진료를 받아 볼 필요가 있습니다.

5. 반복되는 폐렴: 같은 부위에서 폐렴이 반복해서 발생한다

면 그 부위에 종양이 있을 가능성이 있습니다.

6. 목소리 변화, 얼굴 부종: 종양이 특정 신경이나 혈관을 압박하는 경우 이러한 증상이 나타날 수 있습니다.

응급실에 호흡곤란이나 객혈, 흉통으로 내원했다가 폐암 의심 소견을 확인하는 일이 종종 있습니다. 한 50대 남성 환자는 한 달 전부터 기침과 흉통이 발생했습니다. 초진을 본 의원에서 엑스레이를 찍어보니 폐렴이 의심된다며 제가 근무하는 응급실로 전원을 보내왔죠. CT 검사 결과 폐렴이 아니라 흉벽에 붙은 3cm 크기의 종괴가 확인되었어요.

폐암의 조기 발견을 위해 고위험군(특히 30갑년 이상의 흡연력이 있는 55~74세 성인)은 저선량 CT 검사를 정기적으로 받을 필요가 있습니다. 이 검사는 미국 연구에서 폐암 사망률 20%, 전체 사망률 6.7% 감소 효과가 입증되었어요. 유럽 연구에서도 폐암 사망률 남성 26%, 여성 39% 감소 효과가 입증되었습니다.[38]

가정이나 주방에서 요리하면서 발생하는 그을음 연기와 미세먼지의 흡입도 폐암의 원인 중 하나로 지목되고 있습니다. 주방에서 보내는 시간이 많은 여성에게 흡연력 없이도 폐암이 발생하는 이유죠. 요리할 때엔 환풍기를 꼭 켜고 자주 환기를 시키면서 연기 흡입을 최소화하는 노력이 중요합니다.

대장암:
혈변과 변비가 보내는 신호

대장암은 한국인에게 빠르게 증가하고 있는 암이에요. 서구화된 식습관, 붉은 고기와 가공육의 과다 섭취, 섬유질 섭취 부족, 운동 부족, 비만 등이 주요 위험 요인으로 알려져 있습니다. 주로 다음과 같은 증상을 동반합니다.

1. 배변 습관의 변화: 변비와 설사가 번갈아 나타나거나, 평소와 다른 배변 습관이 지속되는 경우 의심해봐야 합니다.

2 혈변: 선홍색 혈변이나 검붉은 변은 대장암의 대표적인 증상입니다.

3. 변의 모양 변화: 변이 연필처럼 가늘어지거나 면을 뽑듯이

나오는 경우, 혹은 대변에 점액이 섞여 나오는 경우 주의가 필요합니다.

4. 복통과 가스 팽만감: 지속적인 복통이나 복부 팽만감이 있을 수 있습니다.

5. 불완전한 배변감: 배변 후에도 변이 남아 있는 느낌이 지속되는 경우입니다.

6. 피로와 체중 감소: 대장암으로 인한 만성 출혈로 빈혈이 생겨 피로감을 느낄 수 있습니다.

대장암은 '침묵의 암'이라고도 불립니다. 초기에는 증상이 모호하기 때문입니다. 변비와 설사가 반복되거나, 갑자기 변비가 생기거나, 이전에 없던 설사가 자주 나타날 수 있어요. 병이 진행되면 장벽이 두꺼워지면서 막혀 장 마비가 오거나, 구토가 시작되거나, 체중이 감소하는 경우가 많습니다.

한 60대 남성 환자는 배변 시 피가 묻어나오는 증상을 치질로 여기고 내버려뒀습니다. 그러다 6개월 후 심한 복통과 구토로 응급실에 왔어요. 복부 CT 검사 결과 장이 거의 막힌 상태의 진행성 대장암이 추정되었습니다.

대장암 조기 발견을 위해서는 대장 내시경 검사가 매우 중요합니다. 50세 이상이라면 5년에 한 번, 가족력이 있거나 고위험군이라면 40세부터 정기적인 검사를 받는 것이 좋습니다.

췌장암: 갑자기 찾아오는 당뇨와 복통

췌장암은 발견이 어렵고 진행이 빠른 암으로 알려져 있습니다. 흡연, 과도한 음주, 만성 췌장염, 비만, 당뇨병 등이 주요 위험 요인입니다.

1. 상복부 통증: 등 쪽으로 퍼지는 복통이 특징적입니다. 식사 후 또는 누워 있을 때 더 심해질 수 있습니다.

2. 황달: 피부와 눈 흰자위가 노랗게 변하는 증상으로, 췌장암 환자의 약 40%가 첫 증상으로 황달을 보입니다.

3. 소화불량과 식욕 부진: 지속적인 소화불량과 식욕 부진 상태가 지속됩니다.

4. 체중 감소: 원인을 알 수 없는 급격한 체중 감소가 나타납니다.

5. 새로 발생한 당뇨병: 50세 이상에서 갑자기 당뇨병이 발생한 경우 췌장암을 의심해볼 필요가 있습니다.

췌장암은 진단이 늦어지는 것으로 유명하며, 결과가 좋지 않은 암으로 알려져 있죠. 그 이유는 췌장이 우리 몸 깊숙이, 뒤쪽에 자리 잡고 있기 때문이에요. 췌장은 위 뒤쪽, 후복막 장기로 분류되는데요. 복막 앞쪽 장기들과 달리 복막 뒤쪽에 숨어 있어 초기 발견이 어렵습니다.

췌장암이 진행되면 주위 조직으로 전이가 빠르게 일어나고, 뚜렷한 증상이 나타나기까지 시간이 걸립니다. 췌장암 진단 시 80% 이상이 진행성 또는 전이 단계죠. 5년 전만 해도 췌장암이 1, 2기에 발견될 확률이 10% 이하였어요. 다행히 최근에는 건강검진을 많이 하고 진단 기술도 발전한 덕분에 15% 정도로 조금

높아졌습니다. 하지만 아직도 조기 발견될 확률이 낮습니다.

한 50대 여성 환자는 1년 전부터 소화불량과 상복부 통증이 있었지만, 단순히 급체, 위염 증상이라고 생각했어요. 그러던 어느 날 눈이 노랗다는 지인의 말에 응급실에서 복부 CT 검사를 받았습니다. 그 결과 췌장에 종양, 간에도 여러 크기의 종양이 발견되었죠. 추가 검사 결과 췌장암 4기, 간 전이 상태로 확인되었습니다.

유방암:
여성암 발병률 1위, 자가진단이 중요한 이유

유방암은 현재 한국 여성에게 가장 흔한 암으로, 발생률이 급격히 증가하고 있습니다. 발생 건수로 보면 1999년 약 5,900건에서 2022년 약 29,500건으로 20년 동안 4배 이상 증가하고 있습니다.

1. 유방의 덩어리: 특히 딱딱하고 통증이 없는 덩어리는 주의가 필요합니다.

2. 유방의 모양이나 크기 변화: 한쪽 유방의 모양이 변하거나 크기가 달라지는 경우 확인이 필요합니다.

3. 유두의 변화: 유두가 안으로 들어가거나, 한쪽만 위치가 달라지는 경우입니다.

4. 유두 분비물: 특히 피가 섞인 분비물이 나오는 경우 즉시 검진을 받아야 합니다.

5. 유방 피부의 변화: 오렌지 껍질처럼 피부에 함몰이 생기거나, 붉어짐, 두꺼워짐, 열감이 있는 경우입니다.

6. 겨드랑이 림프절 비대: 만져지는 겨드랑이 림프절이 있다면 빠른 진찰과 검사가 필요합니다.

유방암이 특히 주의가 필요한 이유는 초기에 뚜렷한 증상이 없을 수 있기 때문입니다. 자가검진으로 감지할 수 있는 1~2cm 크기의 종양은 이미 1억~10억 개의 암세포를 포함하고 있습니다. 또한 주위 겨드랑이 림프절로 전이된 경우가 흔해요.

유방암 발병률 증가의 주요 원인으로는 식생활의 서구화, 육류와 지방 섭취 증가, 초경 나이의 감소와 폐경 나이의 증가, 출산율 감소와 모유 수유 기간 단축 등이 꼽힙니다. 특히 유방암은 호르몬과 관련된 암으로, 지방세포가 에스트로겐을 생성해 유방암 발생에 영향을 미친다고 알려져 있죠. 따라서 체중을 건강하게 유지하는 것이 유방암 예방에 중요합니다.

또한 정기적인 자가검진과 유방 촬영술을 통한 조기 발견이 매우 중요합니다. 30세 이상 여성은 매월 자가검진을, 40세 이상은 1~2년 간격으로 유방 촬영술을 받는 것이 권장됩니다.

간암: 황달과 피로감의 경고 신호

간암은 B형과 C형 간염, 간경변, 과도한 음주, 비알코올성 지방간, 아플라톡신 노출 등이 주요 위험 요인입니다. 특히 만성 B형 간염이 있는 경우 간암 발생 확률이 B형 간염이 없는 사람에 비해 200배까지 증가해요. 만성 C형 간염이 있는 경우에도 30~40% 높아집니다. 우리나라는 B형 간염 유병률이 높은 편이

어서 간암 발생률도 상대적으로 높습니다.

1. 황달: 피부와 눈 흰자위가 노랗게 변하는 증상입니다.

2. 복부 통증: 특히 간이 위치한 우상복부의 통증이 지속됩니다.

3. 설명할 수 없는 체중 감소와 피로감: 식욕 감소와 함께 체중이 줄고 만성적인 피로감이 나타납니다.

4. 복부 팽만과 다리 부종: 간 기능 저하로 인한 복수와 부종이 생길 수 있습니다.

5. 소화불량과 메스꺼움: 지속적인 소화 장애와 구역감이 있을 수 있습니다.

간암은 초기에 증상이 거의 없어 조기 발견이 어렵습니다. 또 간은 통증에 둔한 장기라서, 암이 상당히 진행될 때까지 통증이 느껴지지 않을 수 있어요. 따라서 B형 또는 C형 간염 바이러스 보균자, 간경변 환자, 간암 가족력이 있는 사람들은 6개월마다 정기적으로 초음파 검사와 혈액 검사를 해봐야 합니다.

암은 종류별로 초기 증상이 각각 다르므로 한마디로 정리하긴 어렵습니다. 하지만 내 몸이 보내는 작은 이상 신호들을 민감하게 느끼고 이를 놓치지 않는 것이 매우 중요해요. 가장 안타까운 경우는 초기 증상이 있었음에도 이를 가볍게 여겨 진단이 늦어지는 경우입니다.

여러 암에서 공통으로 나타나는 초기 증상으로는 체중 감소가 있어요. 특별한 생활 환경의 변화 없이 6개월간 체중의 10% 이상 급격히 줄어든다면 적극적인 검사가 필요합니다.

만약 가족 중에 암 환자가 있었다면, 가족의 공통된 생활습관을 더욱 주의 깊게 관찰하고 정기 건강 검진을 빼먹지 말아야 합니다. 만약 증상이 있다면 건강 검진이 아니라 바로 해당하는 과에서 진료와 검사를 받으세요. 증상이 없는 사람을 대상으로 하는 일반 건강 검진과 증상이 있는 사람을 대상으로 하는 특수 검사는 정확도 면에서 큰 차이를 보이기 때문입니다.

4장
암에 걸렸다면 이것만은 명심하세요

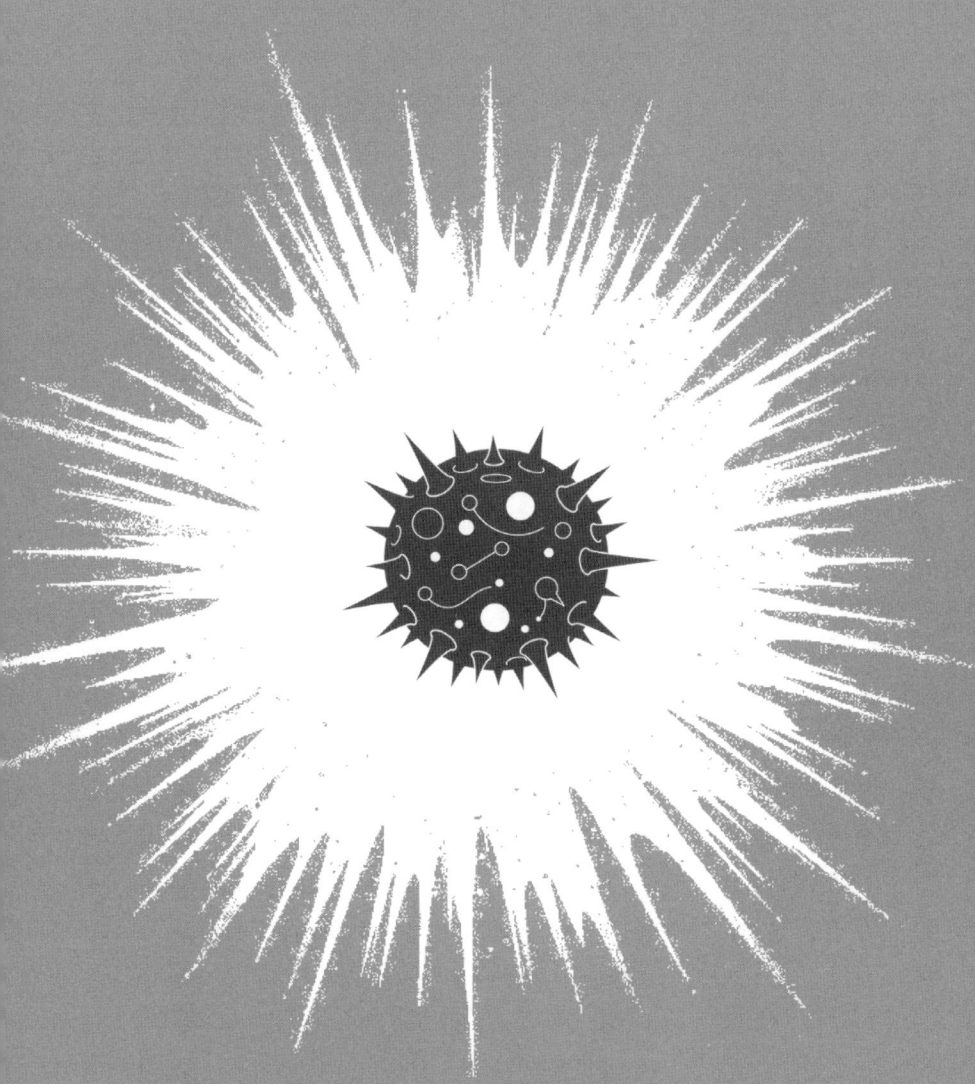

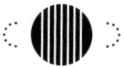

암 진단받았다고
절망하지 마라

처음 암이 의심된다는 소견을 듣는 순간은 환자와 가족 모두에게 너무도 충격적인 상황입니다. "응급실에서 시행한 검사 결과 암이 의심됩니다"라는 소견을 전해야 했던 가슴 아픈 순간들이 떠오릅니다. 그 순간 환자와 보호자의 얼굴에 드리운 슬픔과 두려움이 생생히 기억나요.

암 진단을 받으면 대부분 사람은 두려움, 충격, 분노, 부정 등 다양한 부정적인 감정을 경험합니다. 이는 자연스러운 반응이죠. 하지만 암 진단이 바로 사망선고를 의미하는 것은 아닙니다.

다행히 우리나라는 암 치료 성적이 세계적으로 높은 나라에 속합니다.

2024년 발표된 통계에 따르면, 최근 5년간 우리나라 암 환자의 5년 상대 생존율은 72.9%로, 2001~2005년 기간의 54.2%에 비해 크게 향상되었습니다. 의료 기술의 발전과 조기 발견 증가 등이 주요 요인으로 작용했습니다. 특히 첫 발생 부위에 국한된 암의 경우 5년 생존율이 92.1%에 달해요.

효과적인 치료법을 선택하는 기준

암 진단 후에는 전이를 찾는 자세한 검사 과정을 거치게 됩니다. 병기를 판단한 후 그에 따른 표준 치료 방법을 확인하죠. 주치의와 병원별로 조금은 다를 수 있지만, 대부분 암을 보는 병원에서는 암 종류과 조직학적 특징, 전이 여부와 병기에 따라 수술, 항암, 방사선 치료 계획이 비슷하게 나옵니다. 다음은 치료법 선택 시 고려해야 할 주요 사항입니다.

1. 전문가와 상담하라

종양내과, 외과, 방사선종양학과 등 암 치료 경험이 많은 전문의와의 충분한 상담이 필요합니다. 자신의 암 종류, 단계, 치료 방법에 대해 정확히 확인하세요. 필요하다면 2차 소견을 구하는 것도 좋은 방법입니다.

2. 공격적 치료와 함께 수비적 치료도 고려하라

수술, 항암, 방사선 치료 등 암세포를 표적으로 하는 공격적 치료와 함께 면역 기능을 올리는 온열 치료나 고압산소 치료 같은 수비적인 치료를 병행하는 것도 적극적으로 고려해보세요.

3. 면역 치료의 가능성을 탐색하라

최근 면역 치료는 암 치료의 희망으로 떠오르고 있습니다. 자신의 암 유형에 맞는 면역 치료 방법이 있는지 알아보세요.

4. 삶의 질을 고려하라

효과만큼 중요한 것이 치료 중과 치료 후의 삶의 질입니다. 치료의 부작용, 회복 기간, 일상생활 유지 가능성 등을 종합적으로 고려하세요.

5. 임상시험을 탐색하라

기존 치료에 반응이 없거나 희귀암의 경우, 임상시험 참여를 고려해볼 수 있습니다. 이는 최신 치료법에 접근할 기회가 될 수 있습니다.

암 투병 과정에서 가족이 알아야 할 것

암은 환자뿐만 아니라 가족 전체에게도 큰 영향을 미칩니다. 특히 주 간병인이 되는 가족은 신체적, 정신적으로 큰 부담을 느낄 수 있습니다. 암 환자 가족이라면 다음 사항을 꼭 기억하세요.

1. 환자의 의사를 존중하라

치료 방법 결정, 일상생활의 작은 변화, 심지어 연명 치료에 관한 결정까지 가능한 한 환자의 의사를 존중하세요. 투병 과정에서의 고통과 삶의 정리까지 결국은 환자 본인의 몫이 가장 클 수밖에 없습니다. 연세가 많다는 이유로, 인지 능력이 떨어진다는 이유로 배제하지 말고, 가능한 모든 결정 과정에 환자 자신이 의사를 표현하고 참여할 수 있게 도와주세요.

2. 돌봄의 균형을 유지하라

한 사람에게 과도한 돌봄 부담이 집중될 경우 신체적, 정신적 소진(번아웃)을 초래할 수 있습니다. 가족 구성원 간에 돌봄 책임을 나누어야 합니다. 이를 통해 보호자의 신체적, 정신적 건강을 보호할 수 있습니다.

3. 정신적으로 지원하라

암 환자들은 자주 불안, 우울, 두려움을 경험합니다. 환자의 감정을 인정하고 지지해주는 것이 중요합니다. 필요하다면 전문적인 심리 상담을 고려하세요.

4. 응급 상황이 발생했을 때 환자와 함께하라

의식 저하, 호흡곤란 등 응급상황이 발생하면 환자는 과거력을 표현할 수 없게 됩니다. 그래서 응급실 의료진은 환자에 관한 정보를 얻을 수 없게 됩니다. 환자의 그간 치료 상황을 가장 잘 아는 보호자가 반드시 함께 가주세요.

5. 본인의 건강도 관리하라

환자의 보호자도 자신의 건강과 웰빙을 유지해야 합니다. 정기적인 휴식, 자신만의 시간 갖기 등이 중요합니다.

암 진단은 인생의 큰 위기인 것이 사실입니다. 하지만 삶을 재평가하고 더 건강한 생활 방식을 채택할 기회이기도 합니다. 정확한 정보와 전문적인 의료 지원, 가족과 사회의 지지를 바탕으로 암에 적극적으로 대응한다면, 암을 극복하고 의미 있는 삶을 이어갈 수 있을 것입니다.

우리나라의 암 치료 성적이 상당히 향상되었다는 점은 희망적입니다. 하지만 더 중요한 것은 조기 발견입니다. 암은 조기에 발견할수록 치료 효과가 좋아져요. 따라서 건강 검진을 잘 받고, 몸에서 보내는 신호에 귀 기울이는 것이 매우 중요합니다. 지금 당신이 느끼는 이상 증상이 단순한 피로나 스트레스가 아닌, 몸이 보내는 중요한 신호일 수 있습니다.

5장

암에 대한 흔한 오해와 진실

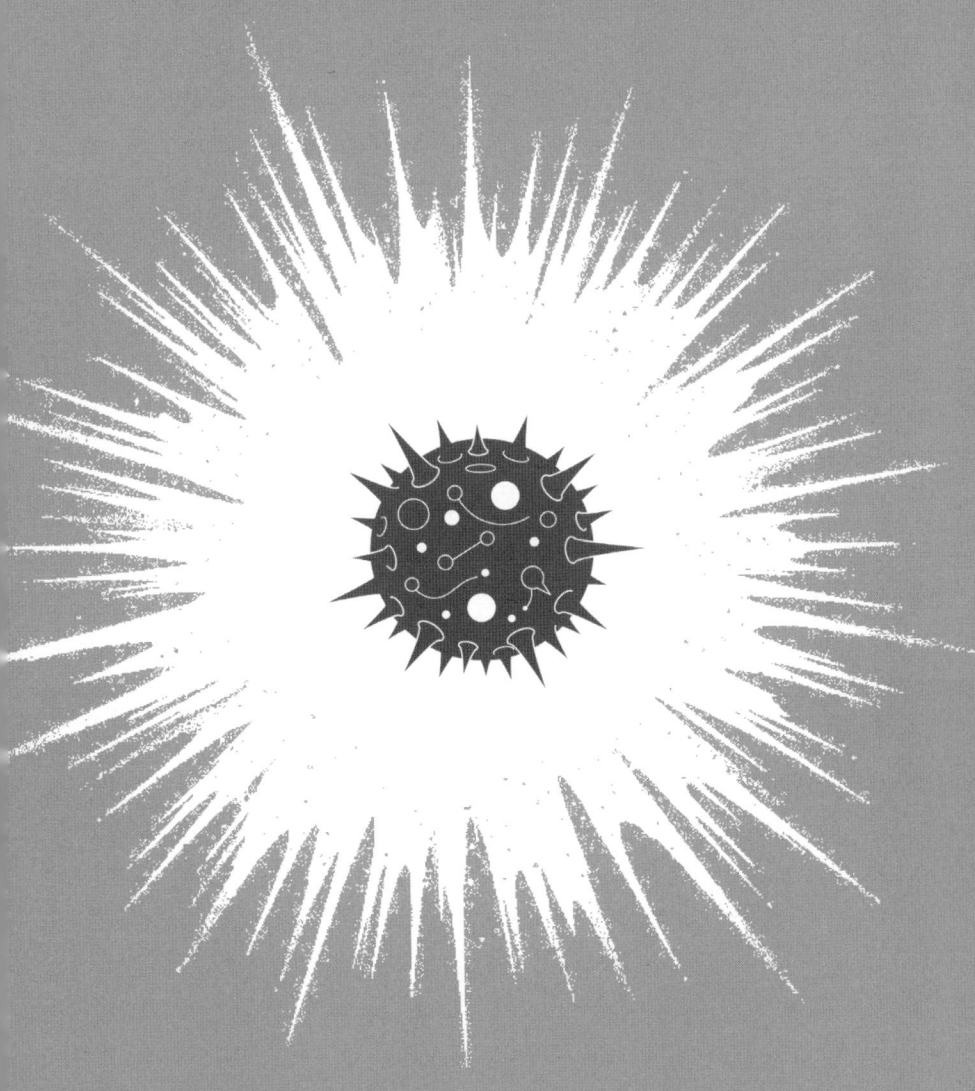

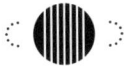

암은 유전자가 결정한다?

암이라는 진단을 받으면 많은 환자와 가족이 두려움과 혼란에 빠지게 됩니다. 이런 상황에서 인터넷이나 주변에서 얻는 정보는 정확하지 않거나 과장된 경우가 많습니다. 의사로서 20년 가까이 환자들을 만나오면서, 암에 대한 많은 오해가 환자들의 치료 과정에 부정적인 영향을 미치는 것을 자주 봤습니다.

많은 사람이 암은 주로 유전적 요인에 의해 결정된다고 믿습니다. 가족 중 암 환자가 있으면 자신도 필연적으로 암에 걸릴 것이라고 두려워하는 경우가 많습니다.

예전에는 '유전자 결정론'이 정론이었습니다. 유전자가 모든 것을 결정하며, 유전적으로 취약한 사람은 무조건 특정 질환에 걸린다고 생각했죠. 하지만 연구가 진행될수록 그렇지 않다는 사실이 밝혀지고 있습니다.

1990년에 시작된 인간 게놈 프로젝트는 여러 국가가 협력하여 인간의 전체 염기 서열을 분석하는 것을 목표로 했습니다. 이 프로젝트는 2003년에 성공적으로 완료되었는데요. 현재는 100만 원 정도만 내면 일주일 내로 인간 염색체를 전부 분석할 수 있는 시대가 되었습니다. 그럼 결론적으로 암이 정복되었을까요? 알다시피 그렇지 않죠.

물론 유전자에 의해 암이 결정되는 부분이 일부 있습니다. 하지만 그 비율은 5~10% 정도에 불과합니다. 암 발생의 대부분은 생활습관과 환경 요인이 그 원인입니다.[39]

일란성 쌍둥이 연구는 이러한 사실을 뒷받침합니다. 2016년 노르딕Nordic 연구에 따르면, 일란성 쌍둥이 한 명이 암 진단을 받을 때 다른 쌍둥이의 암 발생 위험은 일반 인구 대비 14% 정도만 증가합니다. 이 중 62%는 다른 암으로 발병합니다.

이는 유전자 이상 외에 환경적 요인이 결정적 역할을 함을 시사합니다. 후성유전학 연구에 따르면, 같은 DNA를 가진 쌍둥이 간에 암 발병 차이가 발생하는 이유는 다른 환경의 노출에 의한 유전자 발현 조절의 차이 때문입니다. 예를 들어 같은 유전자를 가진 쌍둥이에서 한쪽이 흡연 습관을 지닌 경우는 DNA 메틸화 패턴을 변화시켜 폐암 발생 시기를 12년까지 앞당길 수 있는 것으로 확인되었습니다.[40]

항암 치료가 오히려 해롭다?

암 진단을 받은 환자들이 두려워하는 것이 항암 치료의 부작용입니다. "항암 치료가 오히려 몸을 더 망가뜨린다", "항암 치료 때문에 더 빨리 죽는다"와 같은 말을 종종 듣게 됩니다.

항암치료는 분명 몸에 부담을 주는 치료법입니다. 1세대 항암제는 세포 분열 과정에서 특정 과정을 표적으로 빨리 분열하는 세포를 죽이는데요. 이렇게 암세포를 죽이는 과정에서 모낭세포, 신경세포, 소화기 세포, 면역 세포도 손상을 받게 되죠. 그렇기 때문에 탈모, 손발 저림, 구역 구토, 면역력 저하 등의 부작용이 흔히 나타나게 됩니다.

하지만 현대 의학에서 항암치료는 통계적, 과학적 근거에 기반을 둔 치료법으로, 많은 환자의 생존율을 높이고 있습니다. 수술, 항암, 방사선 같은 공격적인 치료와 함께 온열치료, 고압산소 치료 같은 수비적인 치료를 병행하면서, 면역 치료도 함께 진행하는 것이 좋은 방법일 수 있습니다. 이런 복합적인 접근법이 치료 효과를 높이고 부작용을 줄이는 데 도움이 될 수 있습니다.

암 환자는 고기를 절대 먹으면 안 된다?

암 진단을 받은 후 식이요법에 대한 많은 정보와 조언이 있습니다. 그중에서도 "암 환자는 고기를 절대 먹으면 안 된다"라는 말을 흔히 듣죠. 하지만 이것은 사실이 아닙니다.

물론 가공육과 붉은 고기의 과다 섭취는 암 발생 위험을 높인다는 연구 결과가 있습니다. 특히 가공육(햄, 소시지, 베이컨 등)은 WHO에서 1군 발암물질로 분류했으며, 붉은 고기(소고기, 돼지고기 등)는 2군 발암물질로 분류되어 있습니다.

하지만 이것이 암 환자가 모든 종류의 고기를 완전히 배제해야 한다는 의미는 아닙니다. 고기는 단백질, 철분, 비타민 B12

등 필수 영양소의 좋은 공급원이에요. 특히 항암치료 중인 환자들은 충분한 영양 섭취가 중요합니다. 다만 평소 우리 식탁에 육류가 올라오는 빈도와 양이 너무 많아, 암 예방을 위해 육류 섭취를 상당히 줄여야 한다는 것은 사실입니다.

중요한 것은 '무엇을', '얼마나', '어떻게' 먹느냐입니다. 가공육보다는 신선한 육류를, 붉은 고기보다는 흰 고기(닭고기, 생선 등)를 선택하는 것이 좋아요. 또 고기를 조리할 때는 고온에서 타게 굽는 것보다 삶거나 찌는 게 더 건강한 방법입니다.

무엇보다 균형 잡힌 식단이 중요합니다. 채소와 통곡물 등을 비롯해 건강한 단백질 공급원을 골고루 섭취하는 것이 암 예방과 치료에 도움이 됩니다. 특히 항산화 물질이 풍부한 과일과 초록 잎채소, 십자화과 채소(브로콜리, 양배추 등)는 암세포의 성장을 억제하는 데 긍정적인 역할을 합니다.

암 환자의 영양 관리는 개인의 상태와 치료 과정에 따라 달라질 수 있어요. 그렇기에 영양사나 의사와 상담해 자신에게 맞는 식이요법을 찾는 것이 중요합니다. 다만 우리나라 현실상 암 환자의 영양과 식이요법 관리에 대한 도움을 받기 어려운 게 안타깝습니다.

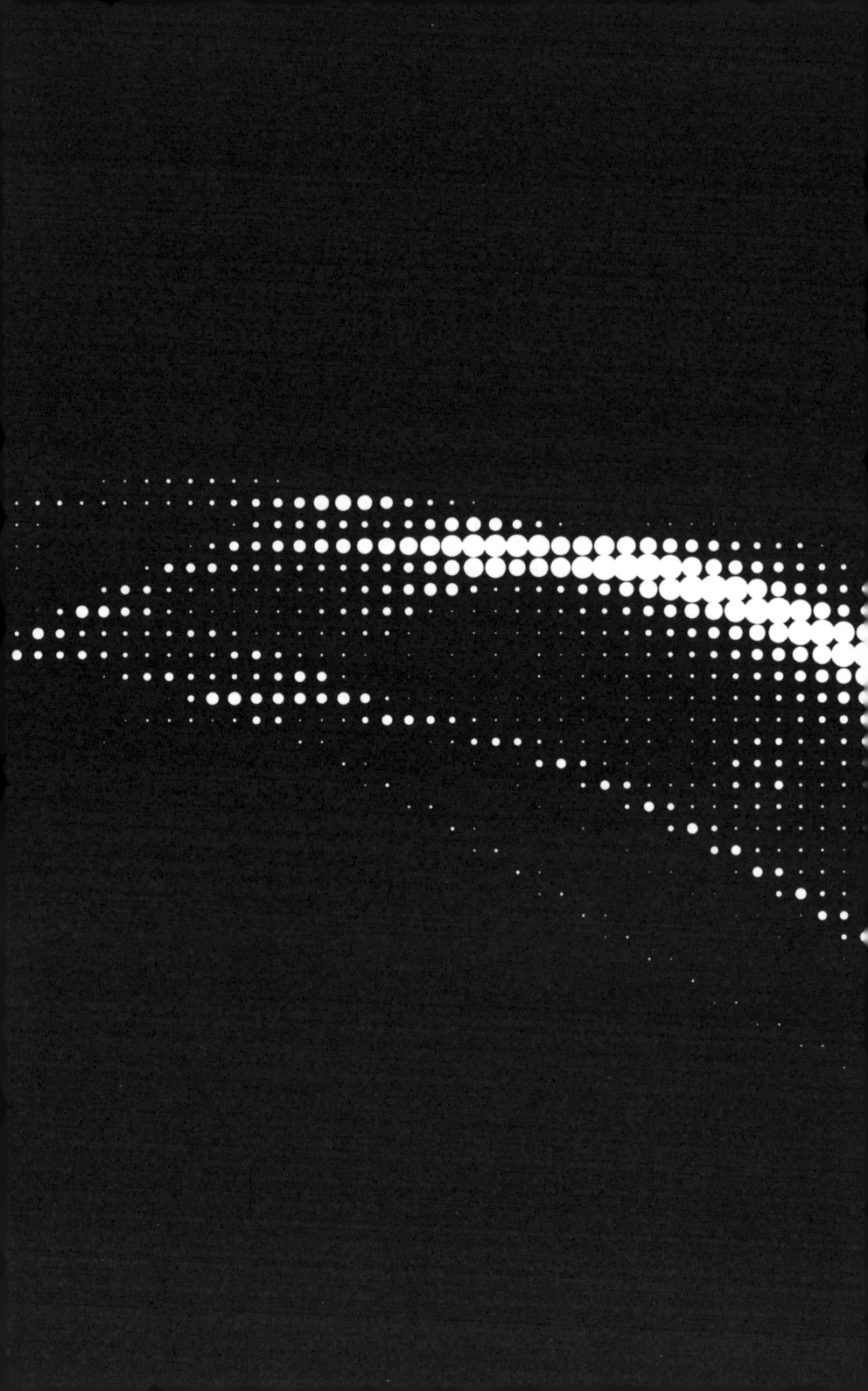

PART 4

생활습관이 나를 만든다, 만성 대사 질환

1장
습관이 만드는 질병, 만성 대사 질환

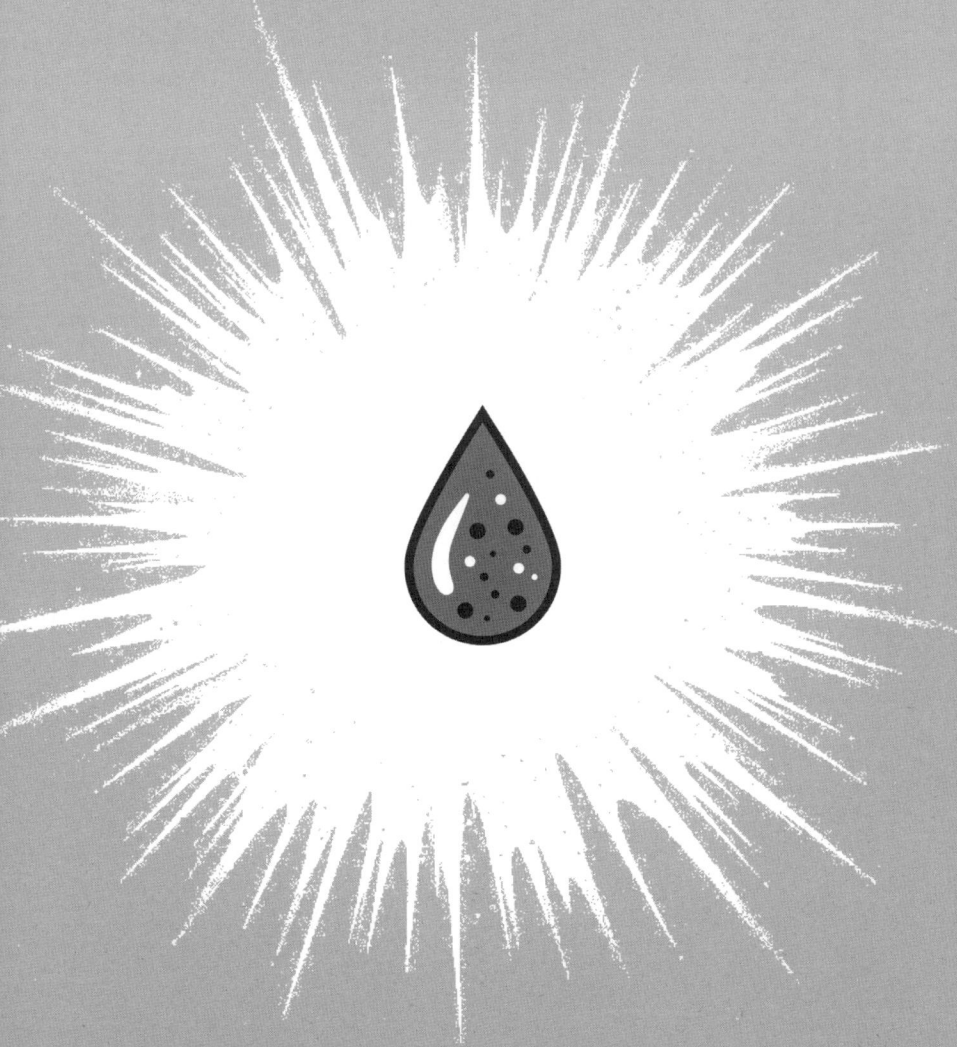

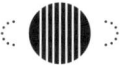

만성 대사 질환은
생활습관병

어느 날 19세 남자 환자가 두통을 호소하며 응급실에 왔습니다. 별다른 과거력이 없던 환자였지만, 혈압을 측정해보니 수축기 혈압이 200mmHg가 넘었어요. 급히 머리 CT 촬영을 했으나 다행히 뇌출혈은 없었습니다. 진통 조절을 하고 안정을 취했지만, 여전히 혈압은 계속 180mmHg 이상을 유지했죠.

"19세의 젊고 탱탱할 혈관이 무슨 문제로 혈압이 이렇게 높지? 이해가 잘 안 되는데…."

환자의 생활 방식을 물어보니, 공장에서 일하는 그는 평소 회식이 많아 술과 고기를 많이 먹는다고 했습니다. 그렇지 않은 날에는 인스턴트 음식과 배달 음식들로 식사를 때웠다고 해요. 그러기를 3년째, 결국 좁아진 혈관 상태로 인해 심각한 고혈압성 뇌병증 상태까지 오게 된 것입니다.

이런 사례가 더 이상 특별한 경우가 아닙니다. 최근 건강보험심사평가원 발표에 따르면, 20대와 30대 고혈압 환자가 급증하고 있습니다. 2023년 기준 최근 5년간 20대는 27.9% 증가했고 30대는 19.1% 증가했습니다. 전체 고혈압 환자의 혈압 조절률은 56%인 반면, 20~30대는 절반에도 미치지 않는 20% 수준입니다. 자신이 고혈압인 줄 모르는 20~30대가 엄청 많은 것이죠. 이제 만성 대사 질환은 더 이상 노인들만의 질병이 아닙니다.

만성 대사 질환은 '생활습관병'이라고 불립니다. 그 이유는 바로 일상적인 생활습관과 밀접한 관련이 있기 때문이죠. 가공식품 위주의 식습관, 운동 부족, 과도한 스트레스, 흡연, 음주 등은 모두 만성 대사 질환의 주요 원인이에요.

앞의 사례에서 보듯, 단 3년간의 무분별한 생활습관이 젊은 혈관을 심각하게 손상시킵니다. 우리의 일상적인 선택과 습관이 생각보다 훨씬 빠르게 건강에 결정적인 영향을 미칩니다.

긴급한 상황이 발생해서 응급실에 오는 환자 중 상당수가 "평소에 건강했는데 갑자기 이렇게 됐어요"라고 말합니다. 하지만 사실은 그렇지 않습니다. 수년, 때로는 수십 년에 걸쳐 조금씩 건강이 나빠지고 몸 곳곳이 변화하고 있었죠. 우리 몸이 조용히 그 변화를 견뎌내고 있었을 뿐입니다.

대사 질환이 위험한 진짜 이유

만성 대사 질환이 정말 위험한 이유는 무엇일까요? 그건 바로 초기에 증상이 거의 없기 때문입니다. 고혈압, 당뇨병, 고지혈증(정확한 의학적 명칭은 '이상지질혈증'이지만 대중에게 친숙한 질병명을 사용했습니다)과 같은 대사 질환은 초기에 뚜렷한 증상이 나타나지 않습니다. 그래서 많은 환자가 심각한 합병증이 발생한 후에야 비로소 자신의 상태를 알게 됩니다.

더욱 무서운 것은 이러한 질환들이 서로 밀접하게 연관되어 함께 나타난다는 점입니다. 진료실에서 만나는 환자들 중 고혈압만 단독으로 있는 경우는 적습니다. 대개 고혈압과 당뇨병이 함께 있거나, 고혈압과 고지혈증이 동반되거나, 심지어 고혈압, 고지혈증, 당뇨병이 모두 함께 있는 경우가 많죠.

이런 대사 질환들은 모두 혈관 건강과 직접적인 관련이 있습니다. 최근 발표된 연구에서 만성 대사 질환이 있는 환자는 심혈관 질환 위험이 1.63배, 뇌졸중 위험이 2.95배 높은 것으로 나타났습니다. 사망 위험은 2.76배 높았습니다. 다른 연구에서는 심혈관 질환 위험이 1.77배, 심근경색 위험이 1.75배 높은 것으로 발표되었습니다.[41]

만성 대사 질환은 암 위험도 높인다는 연구가 있습니다. 국내 국가 건강 검진에 참여한 50세 미만 성인을 대상으로 조사한 연구에서 대사증후군이 있는 사람은 정상인보다 대장암 발병 위험이 20% 높았어요. 대사증후군을 진단하는 5가지 항목이 하나씩 증가할 때마다 대장암 발병 위험도가 7%, 13%, 25%, 27%, 50%까지 증가하는 것으로 나타났습니다. 그중 복부비만이 가장 강력한 단일 위험인자로 나타났죠.

만성 대사 질환은 우리 몸이 보내는 마지막 경고 신호라고 할 수 있습니다. 이 신호를 무시하고 계속 나쁜 생활습관을 유지한다는 건, 돌이킬 수 없는 심각한 질환들을 내 몸에 만들어내는 것입니다.

2장

2주의 기적,
대사 질환의 도미노를 멈추다

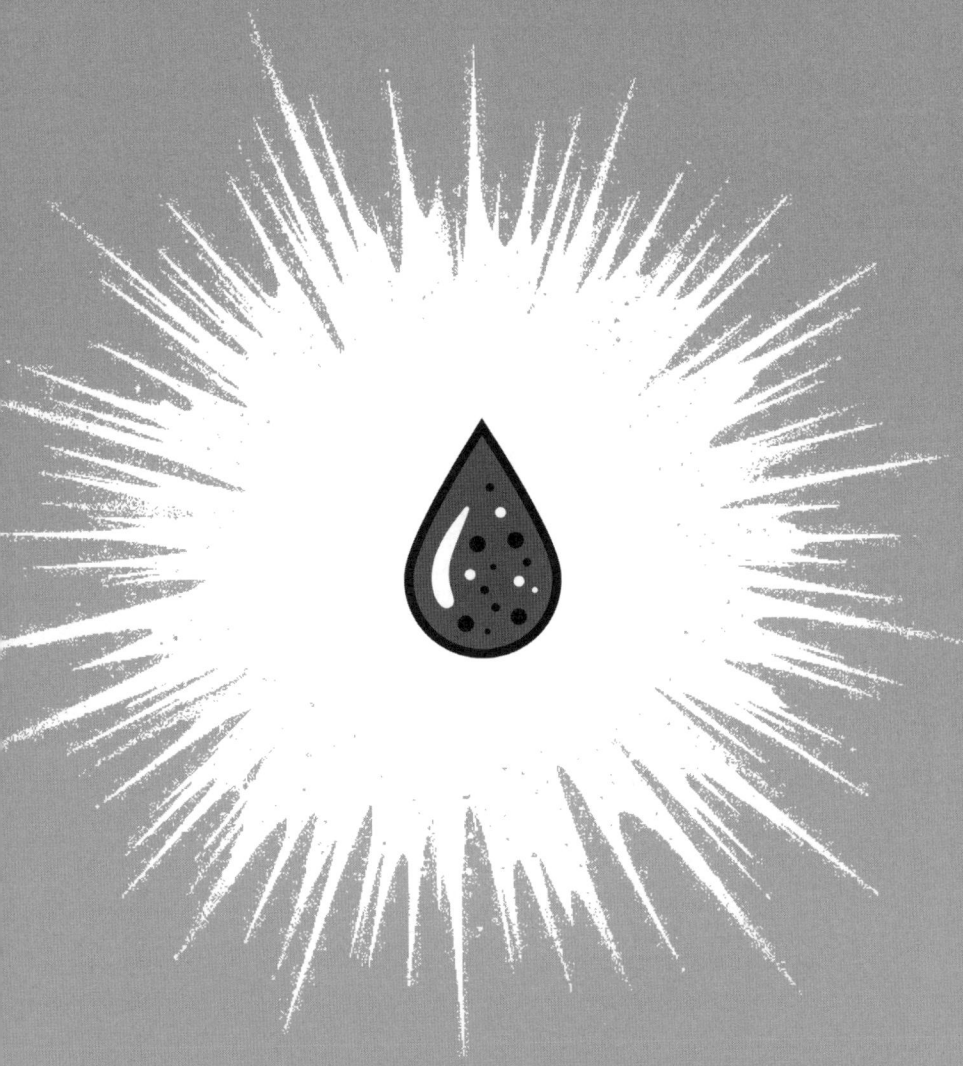

고혈압, 당뇨병, 고지혈증, 비만, 지방간의 공통점

우리나라 성인 세 명 중 한 명이 고혈압을 진단받고, 절반 가까운 사람들이 고지혈증을 진단받을 정도로 대사 질환은 급속도로 증가하고 있습니다. 2022년 기준 20세 이상 성인 남성의 33.4%, 여성의 26.8%가 고혈압 진단을 받았고, 남성의 57.1%, 여성의 37.8%가 고지혈증 진단을 받았습니다.

왜 이렇게 많은 사람이 대사 질환에 시달리게 된 걸까요? 여러 대사 질환은 하나의 공통점을 가지고 있습니다. 그건 바로 '혈관 건강'과 관련되어 있다는 점입니다. 혈관은 우리 몸의 모든 세포에 산소와 영양분을 공급하고 이산화탄소와 노폐물을 배출하는 통로입니다. 이 통로가 좁아지거나 막히면 세포는 필요한 산소와 영양분을 충분히 공급받지 못해요. 그리고 이산화탄소와 노폐물을 배출하기 어려워집니다.

대사증후군이 몸을 망가뜨리는 과정

대사증후군은 여러 대사 질환이 한 사람에게 동시에 나타나는 상태를 말합니다. 구체적으로는 다음 요소 중 3가지 이상이 있을 때 대사증후군으로 진단합니다.

- 복부 비만(허리둘레 남성 90cm, 여성 85cm 이상)
- 고혈압(안정 시 130/85mmHg 이상)
- 고혈당(공복혈당 100mg/dL 이상)
- 고중성지방혈증(150mg/dL 이상)
- 저 HDL 콜레스테롤 혈증(남성 40mg/dL, 여성 50mg/dL 미만)

대사증후군이 몸을 망가뜨리는 과정은 서서히 진행되는 도미노 효과와 같습니다. 먼저 건강하지 못한 식습관과 운동 부족으로 체내 지방, 특히 내장지방이 증가합니다. 이렇게 축적된 지방세포는 염증성 물질을 분비해 인슐린 저항성을 일으키죠. 이로 인해 공복 혈당이 상승하는 당뇨병 전단계로 진행됩니다.

인슐린 저항성이란 세포가 인슐린의 작용에 제대로 반응하지 않는 상태입니다. 이 상태가 지속되면 췌장 기능이 저하되고 제2형 당뇨병이 발생합니다.

동시에 인슐린 저항성은 혈관을 수축시키고 혈압을 상승시킵니다. 또 콜레스테롤과 중성지방의 대사를 방해해서 고지혈증을 일으킵니다. 염증과 지질 대사 이상은 혈압을 더 상승시킵니다.

이러한 과정들이 악순환의 고리를 형성합니다. 고혈압은 혈관 손상을 가속하고, 고혈당은 혈액 점도를 높여 미세혈관 폐색을 일으킵니다. 고지혈증은 혈관 협착을 더욱 심화시킵니다. 미세혈관이 많이 분포하는 신장 사구체 손상은 단백뇨를 유발하고, 신장 기능 저하가 혈압을 추가로 상승시킵니다.

시간이 지날수록 심혈관 질환, 뇌혈관 질환, 신장 질환 등 심각한 합병증의 위험이 급격히 증가하게 됩니다.

약을 끊게 만든
2주간의 기적

이 악순환의 고리를 끊으려면 어떻게 해야 할까요? 저는 2022년, 신경외과 전문의이자 의학박사이신 황성수 선생님의 힐링스쿨에 2주간 참여하며 식습관, 생활습관의 개선이 얼마나 큰 치료 효과가 있는지 직접 경험할 수 있었어요.

고도의 가공식품을 완전히 배제하고 고기, 생선, 계란, 우유를 피하며 하루 3~4km가량의 산행을 통해 운동량을 채우고 일찍 잠이 드는 등 철저하게 생활습관을 바꾸자 치료 효과가 극적으로 나타났습니다. 당시 힐링스쿨에 함께 참여했던 30명 중 3일째부터 혈압약을 줄이는 사례가 나타났습니다.

이후로 단 2주 만에 30명 중 반수 이상이 혈압약, 당뇨약을 완전히 끊고도 혈압과 혈당이 안정적으로 유지되었습니다. 게다가 혈압, 혈당뿐 아니라 우울증, 불면증, 알레르기, 류머티즘 같은 증상들도 크게 개선된 경우가 많았어요.

놀랍지 않습니까? 식습관과 생활습관의 개선이 대사 질환의 치료에 얼마나 큰 영향을 주는지 이해했다면 제 잔소리가 성공했다고 볼 수 있겠네요.

3장

당뇨병, 혈관을 망가뜨리는 질병

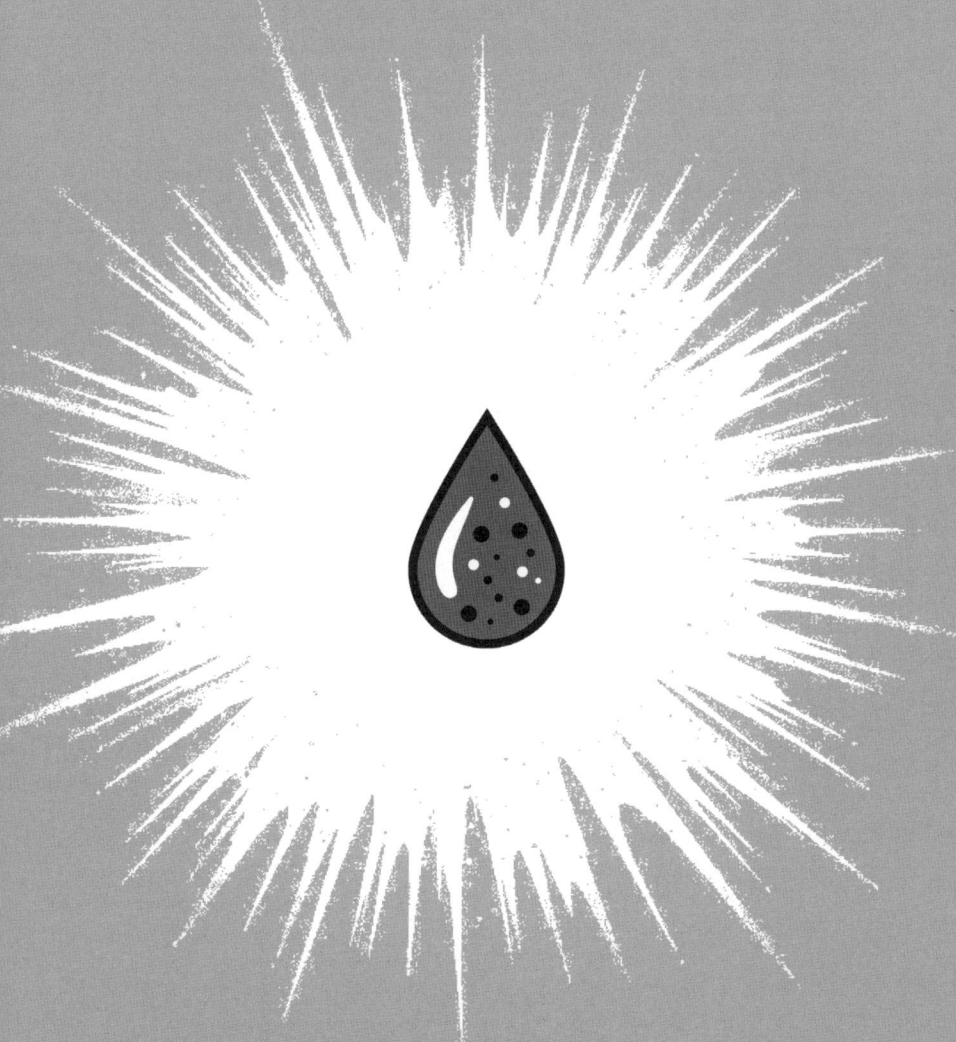

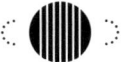

인슐린 저항성,
혈관을 망가뜨리는 범인

응급실에서 당뇨병을 처음 진단받는 환자들을 만났을 때 가장 안타까운 점은, 상당수가 심각한 합병증이 나타난 후에야 자신이 당뇨병 환자라는 사실을 알게 된다는 것입니다.

현재 우리나라 30대 이상 당뇨병 환자 수는 500만 명을 넘고 있습니다. 2022년 기준 약 530만 명인 15.5%가 당뇨병 진단을 받았으며, 남성(18.1%)이 여성(13.0%)보다 유병률이 높습니다. 당뇨 전 단계까지 포함하면 성인 인구의 46.7%(약 1,400만 명)가 해당하는데, 2015년(27.1%) 대비 72% 증가했습니다. 당뇨

전 단계 상태인 사람이 성인 인구의 절반에 가깝다니, 얼마나 심각한 상황인지 알 수 있죠.[42]

당뇨병은 왜 우리 혈관을 망가뜨리는 걸까요? 핵심적인 문제는 인슐린 저항성입니다. 인슐린 저항성이란 세포가 인슐린의 작용에 제대로 반응하지 않는 상태를 말해요.

인슐린은 혈액 속의 포도당을 세포 안으로 들어가게 하는 열쇠와 같은 역할을 합니다. 인슐린이 세포 표면의 수용체(자물쇠)에 결합해, 포도당 운반체 **GLUT4**를 활성화해 포도당을 세포 내로 이동시키는 것이죠. 그런데 이 열쇠가 제대로 작동하지 않으면 어떻게 될까요?

포도당은 세포 안으로 들어가지 못하고 혈액 속에 계속 떠다니게 됩니다. 그러면 혈액은 점점 끈적끈적해지고, 말초혈관이 막힐 위험이 커집니다. 중심혈관의 경직도 또한 증가시켜 수축기 혈압을 상승시키고요. 그러면 혈관 손상을 가속해서 인슐린 저항성을 추가로 악화시키는 악순환이 만들어집니다.

혈액의 포도당 농도가 높아지면 뇌에서는 이를 희석하기 위해 물을 더 마시라는 신호를 보냅니다. 그래서 당뇨병 환자들이 갈증을 자주 느끼고 물을 많이 마시게 되는 것이죠. 하지만 이렇게 섭취한 물은 소변으로 다시 빠져나가면서 몸이 붓고, 또다시

갈증을 느끼는 악순환이 반복됩니다.

당뇨병의 초기 증상으로 흔히 '3다 증상'을 말하죠. 다음**多飮**(물을 많이 마심), 다뇨**多尿**(소변을 자주 봄), 다식**多食**(음식을 많이 먹음)이 나타나는 건데요. 이는 고혈당에 따른 삼투성 이뇨 작용 때문입니다. 입이 마르거나 쩍쩍 붙는 느낌이 있다면, 소변량이 늘거나 자주 보게 된다면, 또는 음식 섭취량이 늘어났는데도 체중이 감소한다면 당뇨병을 의심해봐야 합니다.

당뇨병 합병증은 왜 생길까?

당뇨병 자체가 위험하다기보다는, 당뇨병으로 인한 합병증이 정말 무섭습니다. 고혈당 상태가 지속되면 몸의 가장 얇은 미세혈관부터 손상됩니다. 가장 대표적인 예가 당뇨병성 망막병증입니다. 이는 당뇨병 환자의 24%가 경험하며, 10년 이상 된 당뇨 환자의 55.5%에서 발생합니다.

또 다른 심각한 합병증으로 당뇨병성 신병증이 있어요. 이는 높아진 혈당이 신장 사구체의 미세혈관을 손상시켜 결국 투석이 필요한 상태까지 이르게 합니다. 당뇨병 환자의 40%가 10년 이상 경과 시 신장 손상을 겪고요. 20.8%는 신부전 위험 단계에 도달합니다. 투석을 시작해야 하는 상황이 오면 일이 더 복잡해져요. 일단 팔에 '동정맥루'라는 투석할 혈관을 만드는 데만 두세 달이 걸립니다. 수술과 회복 기간도 필요하죠.

당뇨병의 또 다른 합병증인 당뇨발도 매우 무서운 결과를 가져올 수 있습니다. 당뇨병 환자의 30%가 생애 중 한 번 이상 당뇨발 궤양을 경험하는데, 그중 65%는 5년 내 재발합니다. 당뇨병으로 인해 혈행이 나빠지면 감각이 둔해지고 세균 방어 능력이 떨어집니다. 그 결과 작은 상처만 생겨도 발이 썩어들어가기 시작해요. 발이나 다리를 절단해야 하는 심각한 상황에 이르게 될 수 있습니다. 당뇨발 치료가 지연되면 34.7%가 절단 수술을 받게 되고, 수술 후 5년 사망률은 50%를 넘습니다.[43]

이런 합병증들의 공통점은 고혈당에 의해 혈관 건강이 무너지는 과정에서 발생한다는 것입니다. 당뇨약은 혈당을 억지로 낮출 수는 있지만, 나이가 들면서 합병증이 점진적으로 진행될 가능성이 커요. 그리고 손상된 혈관은 회복되기 어렵습니다.

따라서 당뇨병을 조기에 발견하고 약물치료를 하더라도 근본적인 치료인 식습관, 생활습관 개선을 통해 혈관 상태를 되돌리는 것이 매우 중요합니다.

4장
고혈압과 고지혈증이 만드는 심혈관 질환

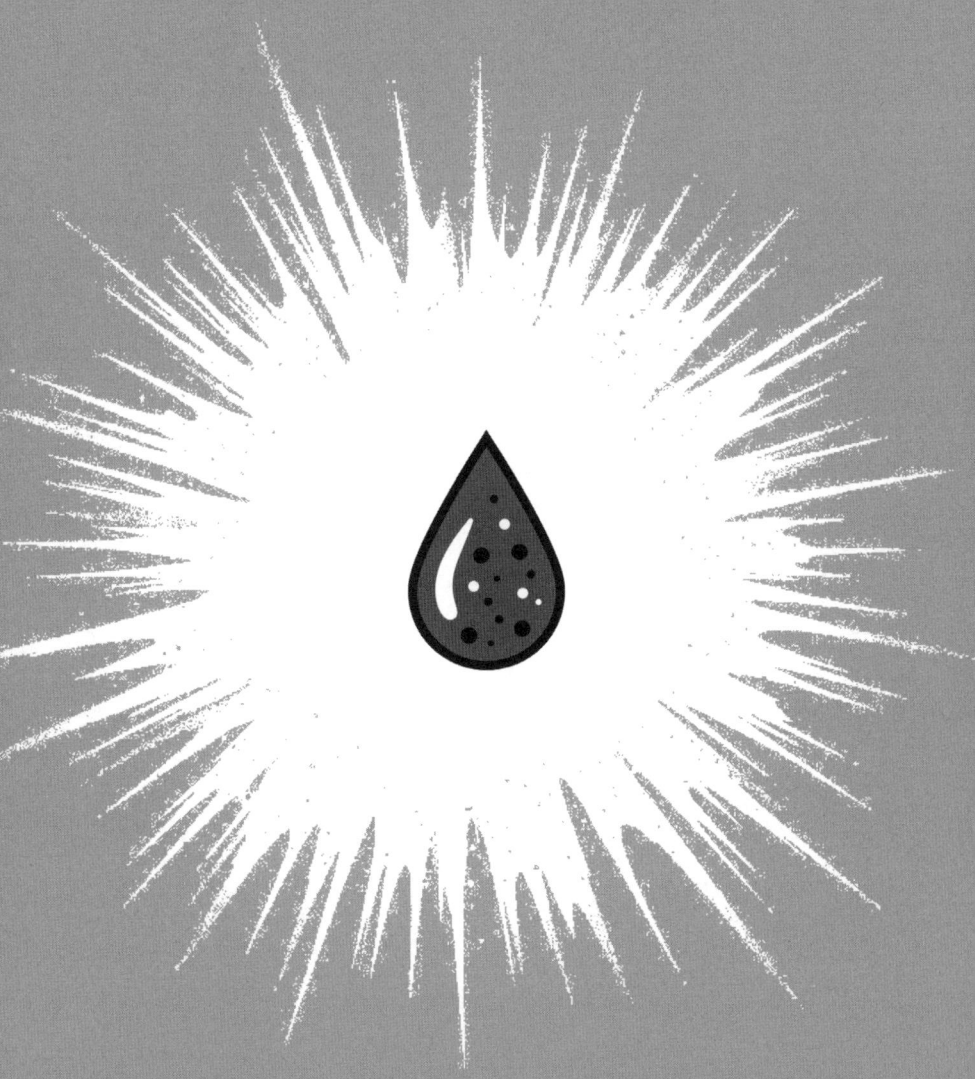

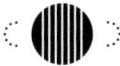

혈압이 높아도
혈압약만 먹으면 괜찮을까?

제가 만난 많은 환자가 이렇게 말합니다.

"고혈압약을 먹어서 혈압이 낮아졌으니 잘 치료된 것 아닌가요?"

하지만 이는 잘못된 생각입니다. 고혈압은 단순히 혈압이 높아지는 상태가 아닙니다. 이는 말초혈관들이 좁아져서 조직 세포에 산소 공급이 부족해지는 상태예요. 그 결과 조직에 더 많은 혈액을 보내기 위해 중심혈관의 압력이 높아집니다. 그래서 우리가 측정하는 팔뚝 혈압이 높아지는 것이죠.

그런데 혈압약으로 중심혈압을 억지로 낮추면 어떻게 될까요? 조직 세포들은 더욱 심한 저산소증 상태에 빠집니다. 노폐물이 쌓이는 산증 상태가 되고요. 결국 혈관이 막혀 허혈 상태에 이르게 됩니다.

그렇다고 해서 혈압약이 필요하지 않다는 뜻은 아닙니다. 혈압약은 질병을 치료하는 약이 아니라, 합병증을 미루는 약입니다. 뇌출혈과 같은 출혈성 합병증과 대동맥 박리의 원인이 되는 혈관벽 석회화 등 긴급 상황을 막기 위해 혈압약이 반드시 필요해요. 다만 혈압약을 복용하고 있으니 치료가 되었다며 안심할 것이 아니라, 근본적인 고혈압 치료인 생활습관 개선이 필요하다는 뜻입니다.

30대 이상의 절반이 고지혈증

우리나라 30대 이상의 인구 중 거의 50%에 가까운 사람들이 고지혈증 진단을 받을 정도로 이 질환은 빠르게 증가하고 있습니다. 2022년 기준으로 성인 남성의 57.1%, 여성의 37.8%가 고지혈증을 앓는 것으로 나타나고 있어요. 따라서 고지혈증은 성인이면 누구나 주의가 필요한 질환이 되었습니다.[44]

고'지혈'증은 말 그대로 혈관에 지방이 많이 떠다니는 증상입니다. 왜 이런 증상이 생기는 걸까요? 이는 과도한 열량 섭취와 운동 부족이 결합한 결과예요. 특히 가공식품, 육류 중심의 서구화된 식단과 복부 비만은 혈액 내 LDL 콜레스테롤 농도를 높이고 HDL 콜레스테롤을 감소시켜 혈관 건강을 위협합니다.

고지혈증 자체가 즉시 문제를 일으키는 것은 아닙니다. 하지만 혈중에 지방과 콜레스테롤이 과도하게 많아지면, 적혈구들이 통과해야 할 모세혈관을 플라크(죽상경화반)와 혈전이 막아버립니다.

혈액이 제대로 흐르지 못하게 되면, 혈관 아래에 있던 세포들은 저산소, 저체온, 산증 상태에 빠지게 되죠. 저산소, 저체온, 산증 상태는 우리 몸 곳곳에서 생긴 비정상 세포가 암세포가 될 확률을 높이고, 증식하기 쉬운 상태로 만듭니다.

고지혈증만 단독으로 있는 경우는 거의 없습니다. 고지혈증과 당뇨병이 함께 있거나, 고지혈증과 고혈압이 동반되거나, 고혈압, 고지혈증, 당뇨병이 모두 있는 경우가 많죠.

고혈압과 고지혈증이 만나
큰 위협이 된다

고혈압과 고지혈증은 함께 작용해 심혈관 질환의 위험을 크게 높입니다. 고혈압으로 인해 혈관 벽에 지속적인 압력이 가해지면 혈관 손상이 발생하고, 이곳에 고지혈증으로 인한 LDL 콜레스테롤과 중성지방이 축적되면서 동맥경화가 진행됩니다.

이 상태가 심해지면 혈관이 완전히 막히거나 파열될 수 있습니다. 관상동맥이 막히면 심근경색이 발생하고, 뇌혈관이 막히면 뇌경색이 발생하죠.

대동맥 자체도 문제가 될 수 있습니다. 대동맥이 강한 혈압을 견디지 못하면 대동맥이 찢어지는 대동맥 박리가 발생할 수 있습니다. 대동맥 박리는 앞에서 살펴본 것처럼 발생하면 즉시 사망할 수 있고, 치료 중에도 사망 가능성이 큽니다.

이처럼 고혈압과 고지혈증은 단순히 혈압이나 콜레스테롤 수치가 높은 것 이상의 심각한 위험을 초래할 수 있습니다. 또 두 가지가 함께 존재할 때 심혈관 질환의 위험은 개별 요인의 합보다 더 커집니다. 이 질환들은 서로 영향을 주고받으며 혈관 건강을 악화시키고, 심각한 심혈관 질환으로 이어지게 됩니다.

5장

비만과 지방간, 대사 질환의 경고 신호

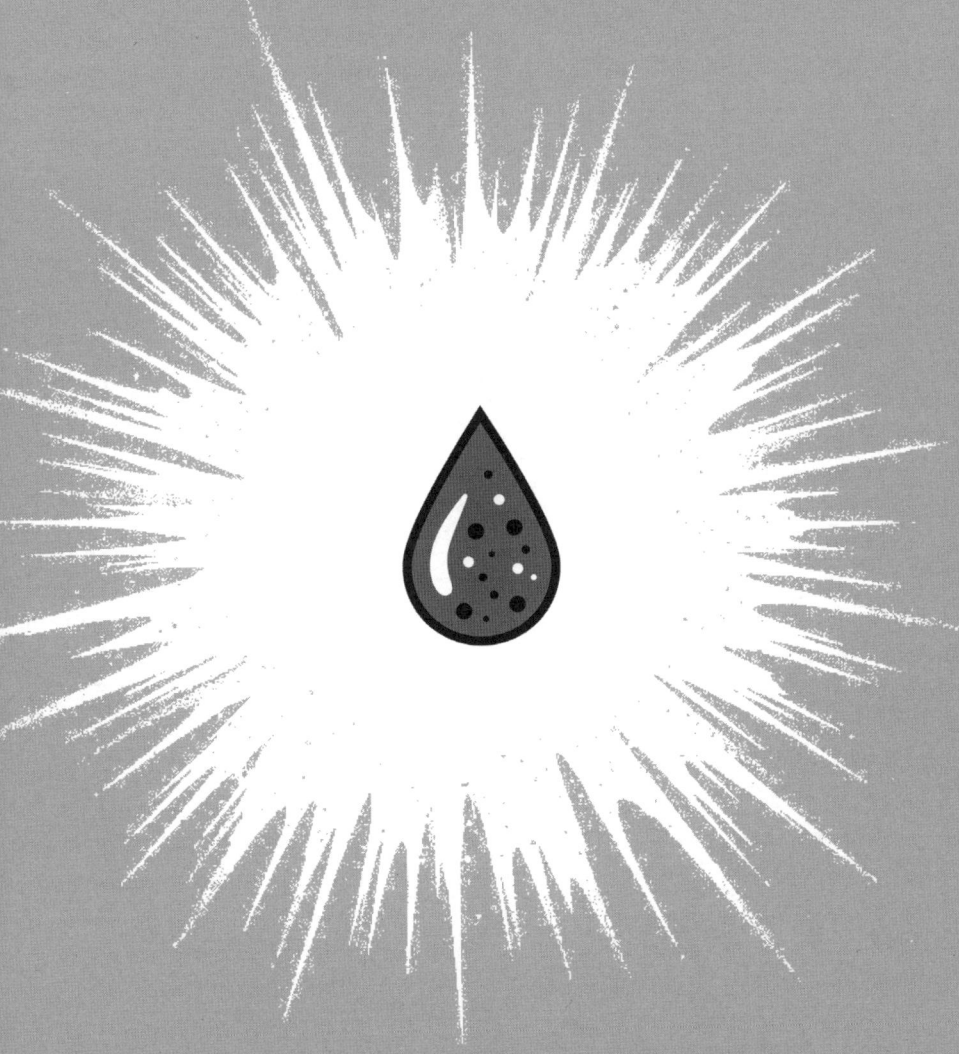

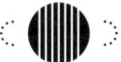

지방간을 내버려두면 무슨 일이 일어날까?

지방간이란 '간에 지방이 과도하게 축적된 상태'를 말합니다. 간 무게의 5% 이상이 지방으로 구성되면 지방간으로 진단합니다. 알코올 섭취에 의한 지방간도 문제지만, 최근 술과 관련이 없는 비알코올성 지방간이 늘어나고 있어요. 전 세계적으로 약 25%의 유병률을 보이는데, 이는 비만, 제2형 당뇨병, 대사증후군의 증가와 밀접한 관련이 있는 것으로 알려져 있습니다.

지방간 초기에는 대부분 무증상이에요. 간 효소 수치도 정상 범위에 머무를 수 있습니다. 이 단계에서는 식습관을 개선해 간의 부담을 줄이면 충분히 회복될 수 있습니다. 하지만 지방간 상태를 개선하지 않으면 지방간염을 거쳐 간경변으로 진행될 수 있습니다. 간경변까지 진행되면 간이 딱딱해지면서 기능을 상실하게 됩니다. 이 단계에서는 복수가 차거나 각종 합병증이 발생할 수 있으며, 간암 발생 확률도 급격히 증가해요.

한 50대 남성 환자는 평소 음주와 육류 위주의 식사를 즐겼습니다. 그는 수년 전 건강 검진에서 지방간 진단을 받았지만 특별한 증상이 없어 그냥 넘겼습니다. 그런데 어느 날 갑자기 복통과 토혈이 발생한 거예요. 검사해보니 간경변에 의한 간문맥 고혈압이 생겨 식도정맥류 출혈까지 발생한 상태였습니다.

이처럼 지방간은 초기에는 별다른 증상이 없지만, 내버려두면 치명적인 결과를 초래할 수 있습니다.

비만,
내장지방이 위험한 이유

내장지방은 단순히 체형의 문제가 아니라 대사 질환의 원인이 되는 활성화된 지방 조직이에요. 내장지방형 비만(복부 비만)은 보통 허리둘레로 확인합니다. 남성은 90cm 이상, 여성은 85cm 이상이죠. 일반적인 비만의 기준이 되는 BMI를 사용하지 않는 이유는 피하지방형 비만과 구분하기 위해서입니다.

내장지방이 위험한 이유는 무엇일까요? 내장지방은 피하지방과 달리 TNF-α, IL-6 등의 염증성 사이토카인을 분비하는 활성화된 내분비 조직으로 기능합니다. 내장지방에서 분비되는 물질들은 인슐린 저항성을 증가시키고, 혈관 염증을 유발해요. 또 혈압을 상승시켜서 제2형 당뇨병과 심근경색을 일으키는 등 여러 대사 질환의 원인이 됩니다. 특히 내장지방에서 분비되는 염증성 사이토카인은 혈관 벽에 염증을 일으켜 동맥경화를 촉진합니다. 이러한 물질들은 간으로 직접 유입되어 간의 지방 축적과 염증을 유발하여 지방간의 원인이 됩니다.

혈관 건강 측면에서도 비만은 매우 위험합니다. 과도한 지방과 탄수화물 섭취로 인해 남는 열량이 지방으로 쌓이면, 혈관 내피세포의 손상으로 혈관 안지름이 좁아지고 NO(일산화질소) 생성이 줄어서 혈관 확장 기능이 떨어집니다. 그러면 산소를 말초 조직 끝까지 공급하기 어려워집니다.

게다가 지방 조직 또한 살아 있는 세포라서 산소가 필요하거든요. 그래서 늘어난 지방 조직 끝부분까지 산소를 공급하기 위해 혈관이 계속 늘어나야 하는 부담이 생깁니다. 이는 다시 중심 혈압을 올리는 악순환이 됩니다.

비만과 지방간, 대사 질환의 시작

비만과 지방간은 그 자체로도 건강에 해롭지만, 더 심각한 문제는 이들이 다른 여러 대사 질환의 시발점이 된다는 것입니다. 비만, 특히 복부 비만이 있는 사람은 고혈압 위험이 2.3배, 당뇨병, 고지혈증, 관절염 위험이 각각 1.6배 증가합니다. 지방간 역시 당뇨병, 심혈관 질환의 독립적인 위험인자로 알려져 있는데요. 지방간 환자에서 제2형 당뇨병 유병률은 69%에 달하고 당뇨병 발생 위험은 3.92배 높은 것으로 알려져 있습니다.[45]

    비만과 지방간을 관리하기 위해서는 건강한 식습관과 규칙적인 운동이 핵심입니다. 식습관, 생활습관을 철저히 바꾼다면, 더 심각한 대사 질환으로의 진행을 막을 수 있습니다.

6장
대사 질환이 암을 부른다

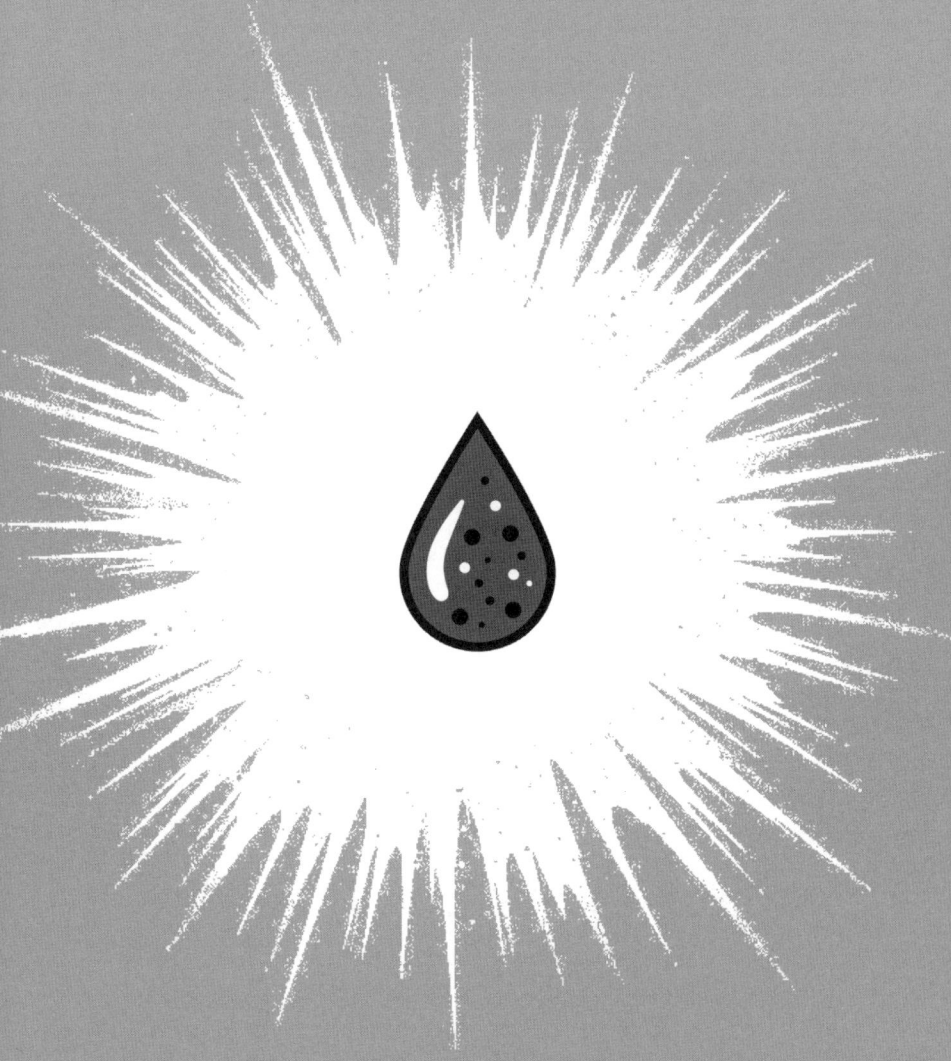

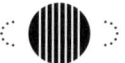

당뇨병과 비만이
암 위험을 높인다

대사 질환과 암. 언뜻 보기에는 서로 관련이 없어 보이는 이 두 질환이 실제로는 밀접한 연관성을 가지고 있다는 걸 아시나요? 암이라면 당연히 유전자 오류로 인해 운이 나빠서, 또는 부모로부터 물려받아서 걸린다고 알고 있었다면 더 놀라울 텐데요. 의학계에서도 암이 유전자 질환이라는 시각보다 대사 질환의 특성이 더 크다는 시각이 우세해지고 있습니다.

실제로 당뇨병 환자에게서 암 발생률이 더 높아요. 2020년 연구에 따르면 당뇨병 환자는 간암(3.31배), 췌장암(2.19배), 자궁암(1.78배)의 발생 위험이 일반인보다 큰 것으로 나타났습니다. 암 발병 후 사망률 또한 높아지는 것으로 나타났습니다.[46]

당뇨병이 어떻게 암 발생 위험을 높이는 걸까요?

첫째, 암세포는 '와버그 효과'로 알려진 포도당 의존적 해당 분해 경로로 에너지를 얻는데요. 그렇기 때문에 암세포는 고혈당에서 더 잘 자랍니다.

둘째, 고혈당 상태가 지속되면 고인슐린혈증 상태가 발생합니다. 그 결과 IGF-1 경로 활성화로 세포 증식을 촉진합니다. 또한 활성산소종과 염증 생성을 자극하는 최종당화산물 **AGEs** 생성을 촉진합니다.

셋째, 당뇨병으로 인한 만성 염증은 TNF-α, IL-6 등 염증성 사이토카인을 분비해 종양이 자라게 하는 미세환경을 조성합니다. 또 혈관신생 이상이 발생해 암세포 전이를 촉진합니다.

비만 역시 여러 암의 위험 요인입니다. 비만, 특히 내장지방형 비만은 유방암, 대장암, 자궁내막암, 식도암, 신장암 등의 위험을 높입니다. 비만이 암을 유발하는 원리는 매우 복잡하지만, 주로 다음과 같은 메커니즘이 작용합니다.

첫째, 내장지방은 에스트로겐과 같은 호르몬의 생성을 증가시켜 호르몬 관련 암(유방암, 자궁내막암, 난소암, 전립선암 등)의 위험을 높입니다. 유방암은 폐경 후 비만 여성에서 11~21% 위험이 증가합니다. 또 자궁내막암은 허리둘레가 10% 늘어나면 위험이 21% 증가하게 돼요. 과도한 체지방은 암 관련 사망률의 약 17% 증가를 초래합니다.

둘째, 지방세포에서 분비되는 다양한 염증성 물질들은 세포 분열을 촉진하고 세포 사멸을 억제해 암 발생 위험을 높입니다. 2024년 영국 연구에서 내장지방 비만은 자궁암 2.09배, 담낭암 1.83배, 신장암 1.39배, 간암 1.25배, 대장암 1.14배 위험을 증가시키는 것으로 나타났습니다.[47]

셋째, 비만으로 인한 산화 스트레스는 활성산소종ROS 증가로 DNA 손상을 유발하여 암 발생 위험을 증가시킵니다.

인슐린 저항성과 암의 연결 고리

대사 질환과 암을 연결하는 핵심 고리는 바로 '인슐린 저항성'입니다. 인슐린 저항성은 당뇨병, 비만, 고혈압, 고지혈증 등 대사 질환 대부분의 근본적인 원인이죠.

인슐린과 인슐린 유사 성장인자**IGF-1**는 세포 성장과 분열을 촉진하는 역할을 합니다. 인슐린 저항성이 있으면 혈중 인슐린 수치가 높아지고, 이는 IGF-1 수치도 높이게 됩니다. 높은 수준의 인슐린과 IGF-1은 세포 증식을 촉진하고, 세포 사멸을 억제해 암 발생 위험을 높입니다.

또한 인슐린 저항성은 만성 염증 상태를 유발합니다. 만성 염증은 활성산소종을 생성해 세포의 DNA를 손상시켜요. 그리고 암세포의 성장과 확산을 촉진하는 환경을 만듭니다. 따라서 인슐린 저항성은 직접적으로 또는 염증을 통해 간접적으로 암 발생 위험을 높이게 됩니다.

고혈압과 고지혈증도
암의 원인

고혈압 역시 암 발병 위험을 증가시킬 수 있습니다. 고혈압은 혈관 내피세포에 지속적인 압력을 가해 산화 스트레스를 일으키고 혈관 손상을 초래합니다. 이는 만성 염증 반응을 유도합니다. 또 DNA 손상 가능성을 높여 암 발생에 기여할 수 있습니다.

또한 고혈압으로 인해 말초혈관이 좁아지면 조직 세포로의 산소 공급이 저하됩니다. 저산소 상태는 암세포의 성장에 유리한 환경을 조성합니다.

고지혈증 역시 암 발병과 연관이 있습니다. 고지혈증으로 혈관이 좁아지면 혈류가 원활하지 않아 조직 저산소증을 유발할 수 있습니다. 이는 암세포 성장을 촉진하는 환경, 저체온, 저산소, 산증 상태를 만들죠. 따라서 고지혈증은 암 발생의 위험을 높이는 조건을 만들게 됩니다.

대사 질환이 암 발생 위험을 높이는 또 다른 메커니즘은 면역 기능의 저하입니다. 대사 질환으로 인한 만성 염증과 면역 체계의 불균형은 암세포를 감지하고 제거하는 면역 감시 시스템의 기능을 저하시킵니다. 이로 인해 초기 암세포가 제거되지 않고 성장하여 종양으로 발전할 가능성이 커집니다.

대사 질환과 암, 예방과 관리의 공통점

지금까지 살펴봤듯 대사 질환과 암은 서로 밀접한 연관성을 가진 질환입니다. 대사 질환은 단순히 그 자체로만 위험한 것이 아니라, 암 발생 위험을 높이는 중요한 요인이 된다는 점에서 더욱 주의가 필요해요.

그리고 당연하게도, 대사 질환과 암의 예방법은 상당 부분 일치합니다. 건강한 식습관, 규칙적인 운동, 적정 체중 유지, 금연, 절주 등은 대사 질환과 암 모두를 예방하는 데 효과적이죠.

대사 질환 관리는 단순히 혈압, 혈당, 콜레스테롤 수치를 조절하는 것을 넘어, 종합적인 건강 관리의 관점에서 접근해야 합니다. 이런 노력을 통해 대사 질환과 암으로부터 자신을 보호하고, 건강한 삶을 유지할 수 있기를 바랍니다.

7장

만성 대사 질환에 대한 흔한 오해와 진실

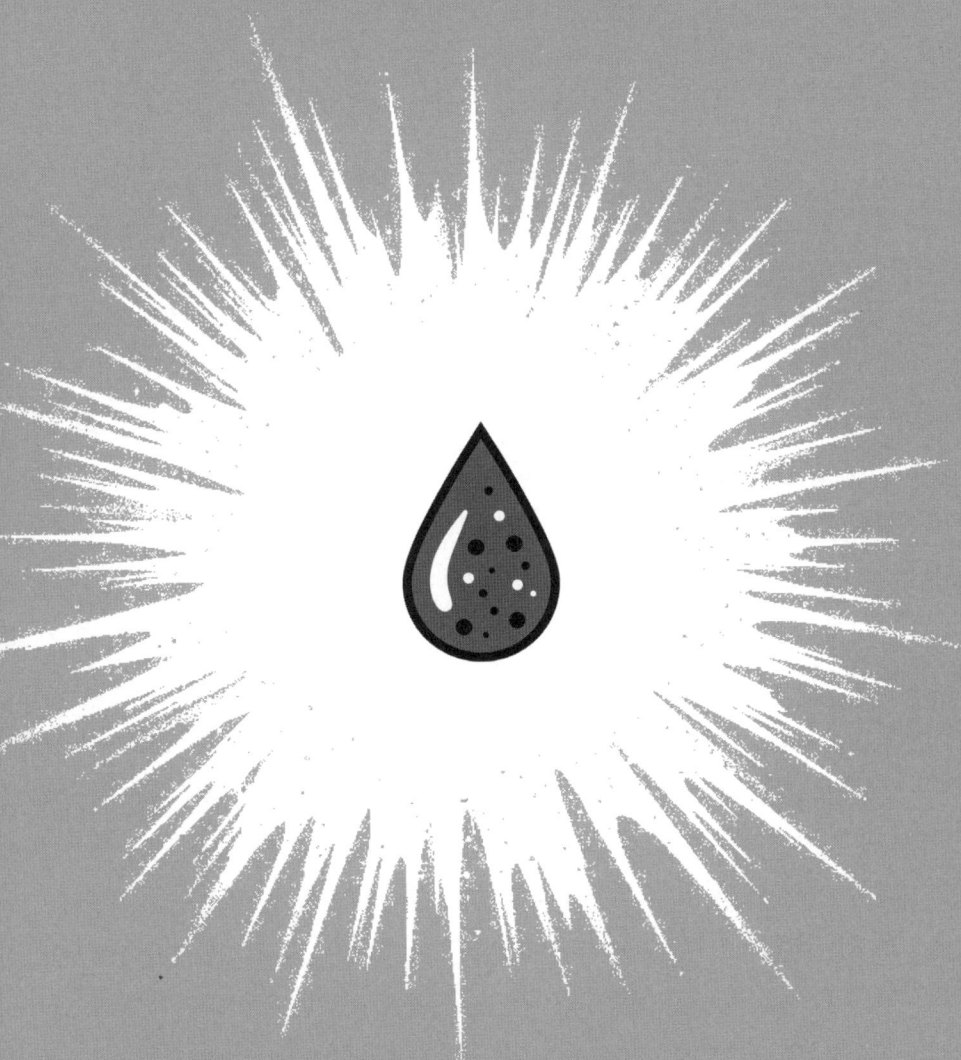

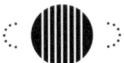

지방간은
술을 많이 마셔야 생긴다?

많은 사람이 지방간은 술을 많이 마시는 사람에게만 생긴다고 생각합니다. 하지만 요즘 더 흔한 형태는 '비알코올성 지방간' 입니다. 비알코올성 지방간은 음주와 관계없이 발생해요. 주로 과도한 탄수화물과 지방 섭취, 운동 부족, 비만 등이 원인입니다. 이로 인해 미토콘드리아 기능 이상이 발생하고 활성산소종(ROS)이 과다 생성되어 산화 스트레스가 가속화되는 것으로 알려져 있습니다.

　비알코올성 지방간은 식생활 개선과 규칙적인 운동을 통해 충분히 개선될 수 있습니다. 특히 가공식품과 단순당, 트랜스지방 섭취를 줄이고, 신선한 채소와 과일, 통곡물을 충분히 섭취하는 것이 중요해요. 적절한 단백질 섭취와 오메가-3 지방산이 풍부한 식품(들깨, 아마씨 등)도 지방간 개선에 도움이 됩니다.

당뇨는 단 음식을 많이 먹어서 걸린다?

당뇨병에 대한 흔한 오해는 "단 음식을 많이 먹어서 생긴다"라는 것입니다. 이는 부분적으로만 사실입니다. 물론 과도한 당분 섭취는 인슐린 저항성을 높이고 제2형 당뇨병 위험을 증가시킬 수 있어요. 하지만 당뇨병의 발생 원인은 훨씬 복잡합니다.

제1형 당뇨병은 자가면역 질환으로, 식습관과 직접적인 관련이 없습니다. 제2형 당뇨병은 유전적 요인, 비만, 운동 부족, 스트레스, 불규칙한 식습관 등 여러 요인이 복합적으로 작용해 발생합니다. 단순히 단 음식만 피한다고 해서 당뇨병을 예방할 수 있는 것은 아니에요.

또한 단맛이 느껴지지 않는 음식 중에도 혈당을 급격하게 올리는 음식이 여럿 있습니다. 짠맛과 매운맛에 감춰진 당분, 예를 들면 제육볶음이나 짬뽕 국물의 양념이 있고요. 직접적으로 단맛이 느껴지지 않는 가공 단순당 식품도 있죠. 예를 들면 식빵, 가래떡, 국수 등도 설탕이 들어간 음식에 비해 달지 않지만 빨리 먹을 수 있고 원재료를 갈아 만들었기 때문에, 소화가 빠르게 진행되어 혈당을 급격하게 올립니다.

그래서 당뇨를 예방하기 위해 중요한 것은 혈당을 급격히 올리는 음식을 피하고, 신선하고 가공이 덜 된 재료로 만든 음식으로 식사를 하는 것입니다. 섬유질이 풍부한 채소, 통곡물, 적절한 단백질과 건강한 지방이 포함된 식사는 안정적인 혈당 관리에 도움이 됩니다.

나는 비만이 아니니까 대사 질환 걱정은 없다?

마른 체형이라서 대사 질환 위험이 없다고 생각하는 사람이 많습니다. 하지만 이것은 오해입니다. '대사적으로 건강하지 않은 마른 사람**MONW: Metabolically Obese Normal Weight**'이라는 개념이 있어요. 이는 겉으로는 말라 보이지만, 내부적으로는 대사 질환의 위험 요소를 가지고 있는 상태를 말합니다.

특히 근육량이 적고 내장지방이 많은 경우, BMI가 정상이더라도 대사 질환의 위험이 클 수 있습니다. 내장지방은 피하지방과 달리 여러 염증성 물질을 분비해 인슐린 저항성, 고혈압, 고지혈증 등을 유발할 수 있습니다.

따라서 단순히 체중이나 BMI만으로 건강 상태를 판단하는 것은 위험합니다. 허리둘레, 체지방률, 특히 내장지방량을 함께 고려해야 해요. 또한 정기적인 건강 검진을 통해 혈압, 혈당, 콜레스테롤 수치를 확인하는 것이 중요합니다.

가족력이 있으니 어쩔 수 없다?

대사 질환의 가족력이 있다면 "유전적으로 어쩔 수 없다"라고 체념하는 경우가 있습니다. 물론 유전적 요인이 대사 질환 발생에 영향을 미치는 것은 사실이에요. 하지만 유전자가 운명을 결정하는 것은 아닙니다.

후성유전학 연구에 따르면, 유전자의 발현은 환경과 생활습관에 크게 영향을 받습니다. 멀리서 찾을 필요 없이 저도 대사 질환의 가족력을 가지고 있습니다. 친가 가족 중에 고혈압, 당뇨병, 고지혈증, 비만, 협심증을 앓은 가족이 많아 대사 질환 가족력을 가지고 있다고 볼 수 있어요. 하지만 30대부터 규칙적인 운동과 저염식, 금주와 채식 중심의 식생활을 유지한 결과 40대 중반인 현재 대사 질환에서 멀어진 생활을 유지하고 있습니다.

이를 증명하는 연구가 있습니다. 핀란드 쌍둥이 연구 결과인데요, 한쪽이 당뇨병을 진단받은 경우 일란성 쌍둥이의 당뇨병 유병률이 이란성 쌍둥이보다 높았습니다. 그러나 유전력은 46%, 공유 환경은 15%, 비공유 환경(개인별 환경)이 38%의 당뇨병 발생 위험에 기여한다고 밝혀, 유전 외 환경요인이 상당한 영향을 미침을 보여주었습니다.[48]

2024년 《네이처 사이언티픽 리포트 Nature Scientific Reports》 논문에서는 쌍둥이 간 생활습관 차이가 외부 환경 노출과 후성유전학적 노화 프로필 차이와 연관되었다는 것을 밝혔습니다. 환경과 생활습관이 유전자 발현과 질병 위험에 미치는 영향을 보여준 거죠.[49]

나이가 들면 대사 질환은
자연스러운 것이다?

"나이가 들면 당연히 혈압도 올라가고, 혈당도 높아지는 것 아닌가요?"라는 질문을 자주 받습니다. 물론 나이가 들면서 대사 질환의 위험은 증가하지만, 이것이 '정상적'이거나 '불가피한' 것은 아닙니다.

이를 가장 명확하게 보여주는 증거가 바로 세계 곳곳에 존재하는 '블루존**Blue Zone**'입니다. 이탈리아 사르데냐의 90세 목동들은 여전히 산악지대에서 양을 치며 혈압 120/80mmHg를 유지해요. 일본 오키나와의 100세 노인들은 '하라하치부(배가 80% 찰 때까지만 먹기)' 문화로 당뇨병 유병률이 전 세계 평균의 3분의 1 수준입니다. 그리스 이카리아섬 주민들은 90세가 넘어도 고혈압약 없이 건강하게 살아갑니다.

이들의 공통점은 식물성 위주의 식단, 일상적인 신체 활동, 강한 사회적 유대, 효과적인 스트레스 관리입니다. 블루존의 사례는 나이가 들어도 대사 질환 없이 건강하게 살 수 있다는 것을 명확히 보여줍니다. 현대 의학이 발달하기 전부터 이들은 자연스러운 생활 방식만으로 대사 질환을 예방해왔죠.

따라서 노화 자체보다는 서구화된 생활습관의 변화가 대사 질환 발생에 더 큰 영향을 미친다는 것을 알 수 있습니다. 건강한 생활습관을 유지하면 나이가 들어도 정상적인 대사 기능을 유지할 수 있습니다.

고혈압, 당뇨약은 평생 먹어야 한다?

많은 환자가 "한번 고혈압약(또는 당뇨약)을 먹기 시작하면 평생 먹어야 한다"라고 생각합니다.

물론 급성기 혈압 조절, 당 조절과 합병증 진행을 막기 위해 약물 치료가 꼭 필요할 수 있습니다. 하지만 초기 단계의 대사 질환, 특히 생활습관 개선으로 조절 가능한 상태인 경우에는 생활습관 개선을 통해 약물 복용을 줄이거나 중단할 수 있어요.

다만 약물 용량 조절이나 중단은 반드시 의사와 상담 후에 이루어져야 합니다. 자의적인 판단으로 약을 중단하는 것은 매우 위험할 수 있습니다.

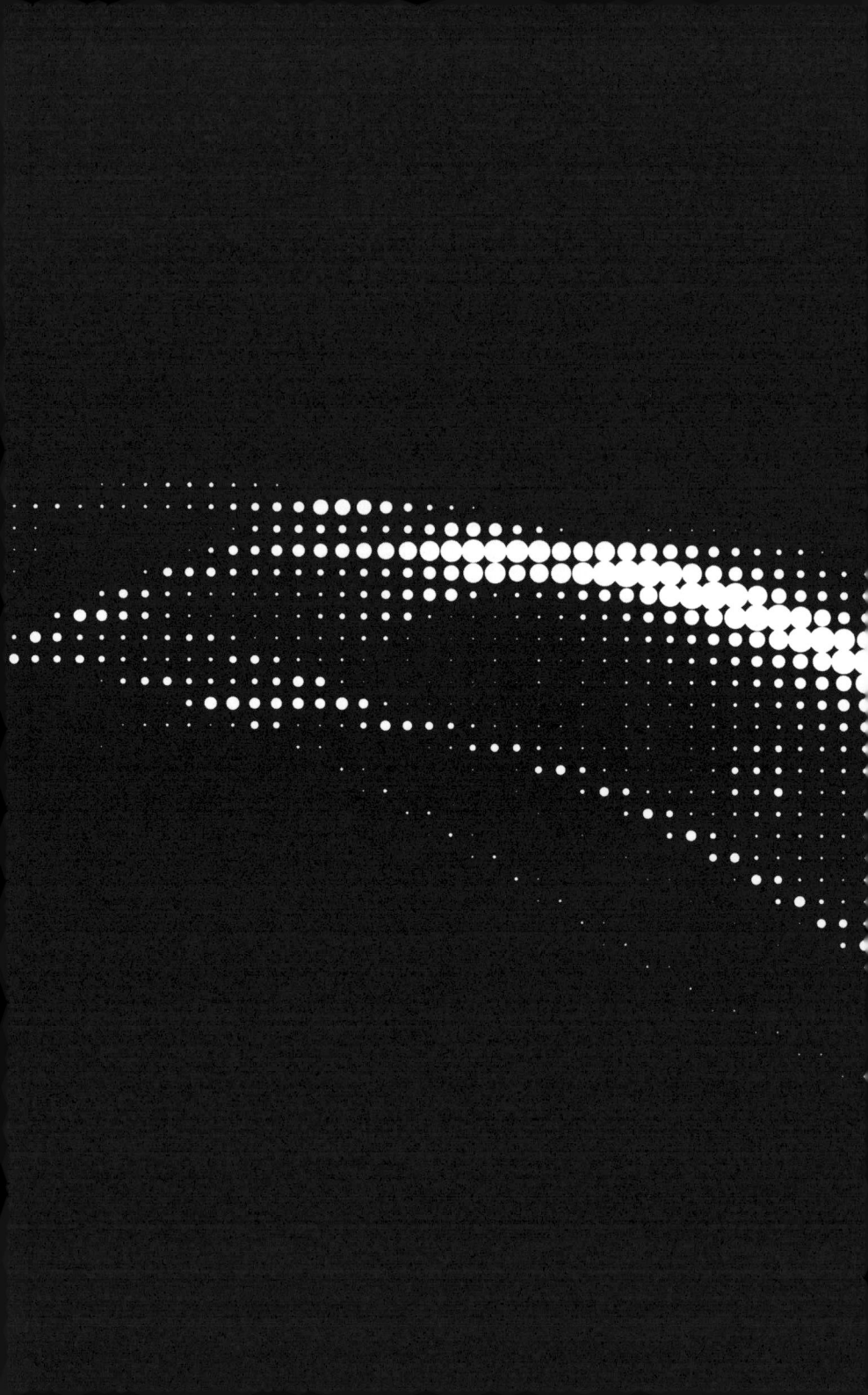

PART 5

응급실과 멀어지는 건강 습관

1장

식습관이 당신의 몸을 만든다

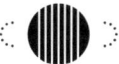

초가공식품은
응급실행 티켓이다

아침에 출근하면서 편의점에서 사 먹는 빵과 커피, 점심시간에 급하게 해치우는 패스트푸드, 저녁 회식 자리에서의 과도한 고기와 술…. 여러분의 하루 식단이 이와 비슷한가요? 그렇다면 여러분은 응급실로 향하는 티켓을 매일 한 장씩 발급받고 있는지도 모릅니다.

제가 응급실에서 만나는 수많은 환자 중 상당수는 잘못된 식습관으로 인해 생긴 만성 대사 질환과 그와 관련된 합병증으로 고통받고 있었습니다. 협심증, 심근경색, 뇌출혈, 뇌경색 등 심뇌혈관 질환과 망막병증, 당뇨발, 만성 신부전 같은 당뇨병 합병증, 위장관 출혈을 일으키는 간경변 합병증…. 넓게 보면 암의 악화와 재발도 만성 대사 질환의 합병증에 포함해야 합니다.

우리의 몸 상태는 먹는 것에 크게 좌우됩니다. 의학의 아버지로 불리는 히포크라테스는 "음식을 약처럼 쓰고, 약을 음식처럼 쓰라"라는 말을 남겼다고 하죠. 우리가 매일 섭취하는 음식의 중요성을 강조한 것입니다. 그렇다면 어떤 식습관이 우리 몸을 건강하게 만들고 응급실과 멀어지게 할까요?

모든 사람에게 딱 맞는 단 하나의 식습관은 존재하지 않습니다. 각자 다른 유전자, 장내 미생물, 생활 환경을 가지고 있으므로 개인마다 좋은 식습관이 좀 다를 수 있습니다. 하지만 우리가 공통으로 가져야 할 건강한 식습관의 원칙은 분명히 존재하죠.

저는 환자들에게 식습관 개선을 권할 때 먼저 현재 식습관을 자세히 물어봅니다. 그리고 급격한 변화보다는 단계적인 개선을 권장합니다. 예를 들어, 하루아침에 모든 가공식품을 끊으라고 하기보다는 먼저 탄산음료를 물로 바꾸는 거죠. 다음으로 인공 가공 물질이 들어간 음식을 끊고, 그다음에는 밀가루 음식을 끊는 식입니다. 이런 작은 변화가 모여 큰 변화를 만들어내기 때문입니다.

초가공식품 끊기,
그다음은

가능한 한 자연식품 위주의 식단을 구성하세요. 자연식품을 건조하거나 얼리거나 갈거나 발효해서 만든 1차 가공식품은 식단에 일부 포함한다 해도, 적어도 초가공식품은 배제하려는 노력이 필요합니다.

초가공식품은 자연에서는 볼 수 없는 인공적으로 합성된 식품첨가물이 들어간 식품입니다. 예를 들어 탄산음료, 패스트푸드, 시리얼, 산업적으로 생산된 빵, 핫도그, 너깃 등 포장재 뒷면을 확인했을 때 합성 물질의 이름이 여럿 포함된 제품이에요.

초가공식품은 정제된 당분과 포화지방, 염분이 과도하게 포함되어 있고 섬유질은 매우 적습니다. 이는 암, 호흡기, 심혈관 건강뿐만 아니라 정신 건강을 포함해 32가지 이상의 항목에서 직접적으로 부정적인 영향을 미친다는 연구가 있습니다.[50]

또한 초가공식품에 들어가는 인공색소와 인공감미료, 방부제, 보존제 등 인공 합성 물질이 우리 몸에 들어오면 장내 세균 다양성을 감소시켜 면역 기능을 떨어뜨려요. 또 장 투과성을 증가시켜 과도한 염증 반응을 일으키죠. 그뿐 아니라 동맥경화를 촉진해 심혈관 질환과 대사 질환의 위험을 높입니다.

해가 갈수록 점차 젊은 환자들이 혈관 질환으로 응급실을 찾는 것이 체감됩니다. 불안정 협심증으로 응급실에 내원한 30대 후반의 남성이 있었습니다. 심근경색은 아니었지만, 기록을 보니 이미 반복되는 흉통으로 응급실에 몇 차례 내원한 적이 있는 환자였죠.

혈액 검사 결과 콜레스테롤과 중성지방 수치가 너무 높았습니다. 그래서 식습관 개선이 필요함을 설명했어요. 그랬더니 "바쁜 직장인이 어떻게 매번 신경 써서 먹나요?"라고 반문하더군요. 저는 "지금 식습관을 바꾸지 않으면, 나중에는 병원 침대에 누워 지내며 강제로 식단 관리를 해야 할 수도 있습니다"라고 답했습니다. 이 환자의 답이 젊은이들의 건강에 대한 인식을 보여주는 것 같아 안타까웠습니다.

가공식품을 먹을 때는 제품 뒷면의 성분표를 꼭 확인해보세요. 생소하고 어려운 이름의 성분이 많이 보인다면, 그것은 여러 가지 합성 물질이 포함되었다는 의미입니다. '과일 100%' 또는 '원재료 외 무첨가'와 같이 단순한 원료로만 구성된 식품이라면 비교적 안심하고 섭취할 수 있습니다.

초록 채소는 건강의 기초다

채소와 과일을 충분히 섭취하세요. 특히 초록색 채소는 비타민 A, B, C, K와 칼슘, 칼륨, 마그네슘 같은 필수 무기질이 풍부합니다. 마그네슘은 우리 몸의 평활근을 이완시키고, 칼슘과 균형을 이루어 뼈 건강을 유지하는 데 중요한 역할을 해요.

영양 성분은 아니지만, 섬유질 또한 중요한 역할을 합니다. 섬유질은 변비를 막고 변의 장 통과 시간을 줄이며, 대장 내 미생물의 먹이가 됩니다. 색색의 채소와 과일에 있는 다양한 항산화 물질 또한 암을 예방하고 혈관 염증을 줄입니다.

초록색 채소 중에서도 십자화과 채소(브로콜리, 양배추, 케일 등)는 항암 효과가 뛰어납니다. 이들에 포함된 '설포라판'이라는 성분은 강력한 항산화 작용을 해요. 또 염증을 줄이고 DNA를 보호하는 등 암 예방에 도움이 됩니다. 연구에 따르면 설포라판은 암 발생 초기와 진행 단계에서 모두 효과적으로 작용하며, 세포 주기 정지와 세포 자멸**apoptosis**을 유도하여 암세포 성장을 억제합니다.

역학 연구와 임상 연구는 십자화과 채소 섭취가 위암, 유방암, 대장암, 폐암 등 다양한 암의 위험을 낮출 수 있음을 보여줍니다. 한 연구에서는 십자화과 채소를 주 5회 섭취했을 때 암 발생 위험을 23% 감소시키는 것으로 나타났습니다.[51]

저는 환자들에게 한 끼에 6~7장의 초록색 채소를 섭취하라고 권합니다. 처음에는 쓴맛에 거부감을 느끼는 사람들도 있지만, 약 2주간의 적응 기간이 지나면 그 맛에 익숙해지고 오히려 즐기게 됩니다. 이런 식습관은 암뿐만 아니라 다양한 질환으로부터 우리 몸을 보호하는 데 큰 도움이 됩니다.

우리 가까이에 있는 통곡물, 현미의 힘

곡물 중에서는 현미가 가장 좋습니다. 현미는 껍질째 먹을 수 있는 전곡류로, 탄수화물 외에 식이섬유, 비타민, 미네랄, 항산화물질이 풍부하게 들어 있습니다. 반면 백미나 밀가루 제품과 같은 정제된 탄수화물은 체내에서 빠르게 당으로 전환되어 혈당을 급상승시켜요. 이는 비만과 당뇨병의 원인이 됩니다.

현미가 처음에는 질감이 거칠고 맛이 덜하다고 느낄 수 있지만, 적응되면 씹을수록 고소한 맛이 나고 포만감도 오래 지속됩니다. 현미에는 식이섬유가 풍부해 장 건강에도 도움이 되고, 혈당 조절에도 효과적입니다. 처음부터 100% 현미밥으로 바꾸기 어렵다면, 백미에 현미를 조금씩 섞어 비율을 늘려가는 방법도 좋습니다.

간혹 아이들이 현미 특유의 냄새에 민감하게 반응하여 싫어하는 경우가 있는데요. 이럴 때 작은 다시마 조각 하나를 넣어 밥을 해보세요. 현미 냄새가 확연히 줄어듭니다. 다시마의 알긴산 성분이 현미 껍질 부위에서 나오는 유리 지방산을 제거해 냄새를 줄이고 밥의 윤기를 살리기 때문입니다.

좋은 지방 vs 나쁜 지방 바로 알기

모든 지방이 나쁜 것은 아닙니다. 지방은 크게 포화지방, 불포화지방, 트랜스지방으로 나눌 수 있는데요. 불포화지방 중에서도 오메가3 지방산이 많은 지방은 염증을 가라앉히고, HDL 콜레스테롤을 높이며, VLDL 콜레스테롤을 줄이는 데 도움을 줍니다.

한 연구에서는 오메가3 지방산의 섭취가 심근경색의 2차 예방에 효과를 나타냈다고 해요. 급사를 45% 감소시켰고 모든 사망률을 20% 감소하게 했습니다. 그뿐 아니라 고혈압, 류머티즘 관절염 조절에 긍정적인 영향을 주었다는 보고가 있습니다.[52]

오메가3 지방산이 풍부한 식품으로는 들깨와 아마씨 같은 식물성 원료(알파-리놀렌산)와 정어리, 고등어 같은 해양 생선(EPA와 DHA)이 있습니다. 아보카도와 견과류도 단일불포화지방산이 많아 좋은 지방이 많은 식품으로 꼽힙니다.

반면에 트랜스지방은 절대로 피해야 합니다. 트랜스지방은 식물성 기름을 수소화하여 고체 상태로 만든 경화유에서 나와요. 대표적인 예로 마가린과 쇼트닝이 있습니다. 이런 경화유는 튀긴 음식, 과자, 빵과 같은 가공식품에 널리 사용되죠.

혈관 건강을 위한 음식 선택법

혈관 건강에 좋은 식품을 좀 더 편하게 섭취하는 방법이 있습니다. 하루 한 잔, 직접 갈아 만든 주스를 마시는 방법입니다.

ABC 주스나 ACC 주스가 이에 해당합니다. 여기서 ABC는 사과**Apple**, 비트**Beetroot**, 당근**Carrot**을, ACC는 사과, 당근, 양배추**Cabbage**를 의미합니다.

이러한 주스는 풍부한 섬유질, 항산화 물질, 비타민과 미네랄을 제공하며, 소화 촉진 및 장 건강에도 도움을 줍니다. 밀도가 높아 마시기 어렵다면, 물을 조금 추가하거나 열대 과일을 섞어 맛과 영양을 더할 수 있습니다. 또 아보카도를 추가하면 건강에 좋은 지방을 섭취할 수 있어요. 포만감을 높이고 영양소 흡수를 촉진하는 효과도 있습니다.

하지만 주의할 점이 있습니다. 직접 갈아 만든 주스는 시중의 착즙 주스와는 다릅니다. 착즙 주스는 눌러서 즙만 추출한 것으로, 섬유질과 다양한 영양소들을 제거하고 당분 중심의 액체만 남긴 것입니다. 이는 혈당을 급격히 올려 위해가 큽니다. 또 시중의 상품화된 주스는 보존제 등 합성 물질이 들어갔을 수 있으므로 꼼꼼히 확인해야 합니다.

또한 붉은 고기보다는 백색 고기나 생선을 선택하는 것이 좋습니다. 붉은 고기를 먹는다면 목초를 먹여 키운 소와 돼지를 선택하는 것이 최선입니다만, 우리 주위에서 접하기는 매우 어려운 것이 현실입니다.

고기를 굽는 방식도 중요합니다. 고기를 굽거나 태울 때는 헤테로사이클릭 아민**HCA**과 다환방향족탄화수소**PAH** 같은 발암물질이 생성될 수 있습니다. 특히 우리나라는 고기를 숯불에 직접 구워 먹는 방식이 흔한데요. 이는 발암물질을 고기에 묻혀 먹는 것과 같아 건강에 해롭습니다. 게다가 숯불에 지방이 떨어지며 나오는 연기를 마시는 것은 담배를 피우는 것과 같이 폐와 기관지에 악영향을 미칩니다.

그 대신 고기를 삶거나 찌는 방식으로 조리하면 발암물질 생성을 크게 줄일 수 있습니다. 예를 들어, 샤부샤부나 보쌈 족발 같은 음식은 육류를 섭취하는 방법 중에서는 비교적 나은 선택입니다.

거꾸로 먹는 식사법

저는 건강에 좋은 식사법으로 '거꾸로 먹는 식사법'을 추천합니다. 이는 채소나 과일을 먼저 충분히 먹고, 그다음에 밥과 반찬을 섭취하는 방식입니다.

이 방법은 여러 가지 건강상의 이점이 있습니다. 첫째, 식이

섬유 섭취가 증가하여 장 건강에 도움이 됩니다. 둘째, 채소의 부피로 인해 전체적인 식사량이 줄어들어 체중 관리에 도움이 됩니다. 셋째, 채소를 먼저 섭취하면 식후 혈당 상승이 완만해집니다. 넷째, 채소에 포함된 비타민, 미네랄의 흡수율이 높아집니다.

30분 이상 천천히 먹자

마지막으로 강조하고 싶은 것은 천천히 먹는 습관입니다. 어떤 음식을 먹느냐도 중요하지만, 어떻게 먹느냐도 중요합니다. 음식이 천천히 흡수되고 소화되게 하려면 기본적으로 천천히 먹는 습관을 들이는 것이 필요해요.

우리가 음식을 먹었을 때 식도를 통과해 위를 채우고 뇌에서 포만감을 느끼는 데까지 약 20분이 걸린다고 하죠. 빠르게 먹으면 포만감을 느끼기 전에 과도한 음식을 섭취하게 되어 식후 불편함이나 과식으로 이어질 수 있습니다.

화학적으로도 꼭꼭 씹어 침과 함께 입속의 음식물이 물처럼 되도록 해서 먹으면, 음식물이 더 작은 입자로 분해되고요. 그 결과 췌장, 쓸개 등 소화기관의 피로가 줄어듭니다. 또한 천천히 먹으면 식사의 만족도가 높아지고 과식을 방지할 수 있습니다. 식사 시간을 최소 30분 이상으로 설정하고 음식의 맛과 질감을 즐기며 느긋한 식사를 즐겨보세요.

2장
반드시 피해야 할 음식과 생활습관

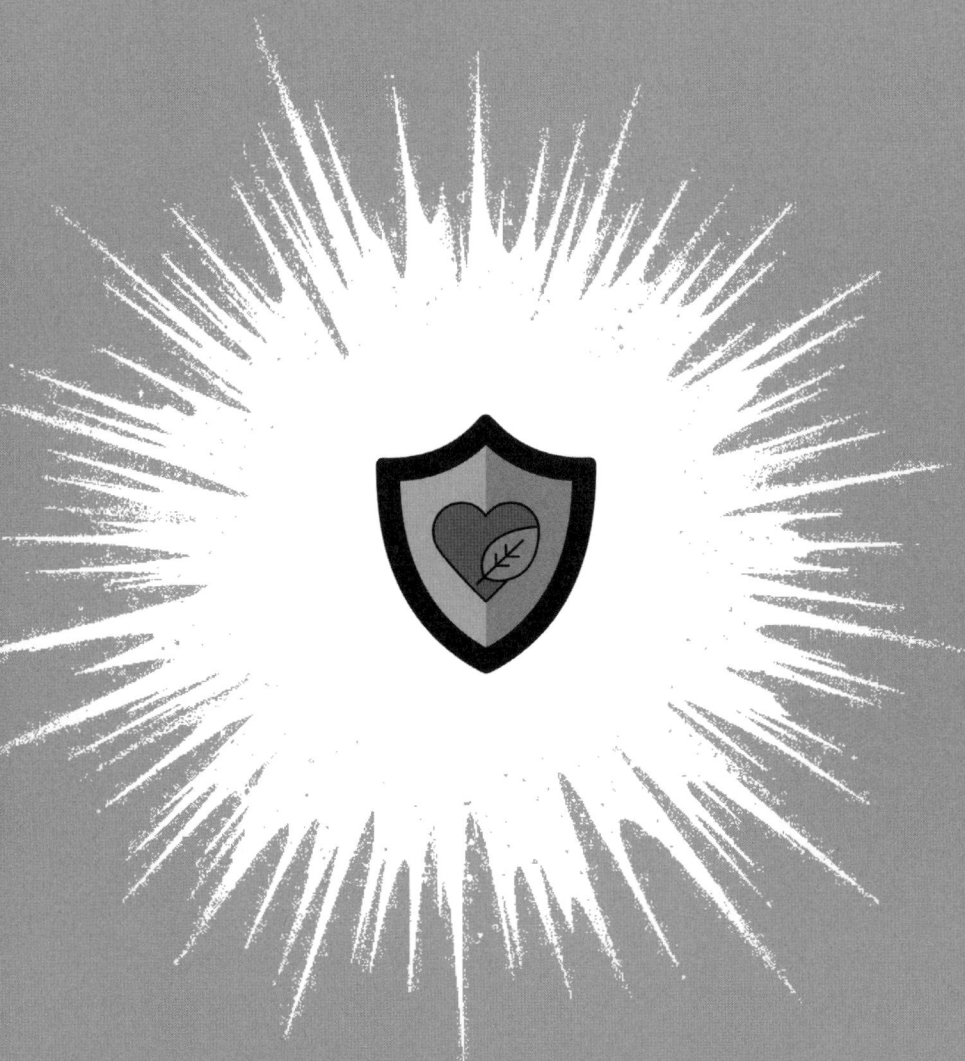

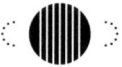

내 혈관을 공격하는
최악의 음식들

우리가 일상에서 당연하게 여기는 음식과 생활습관 중에는 우리 몸에 해를 끼치는 것들이 많이 있습니다. 응급의학과 의사로서 잘못된 식습관과 생활 방식이 지속되어 생긴 질환으로 응급실을 찾는 환자를 매일 만나고 있어요. 이런 환자 대부분은 자신의 식습관이 질병과 직접적인 연관이 있다는 사실을 모릅니다.

    혈관 건강은 전체적인 건강의 기초가 됩니다. 혈관이 막히면 심근경색, 뇌졸중과 같은 치명적인 질환이 발생하기 때문이죠. 그렇다면 어떤 음식들이 혈관 건강을 해치는 주범일까요?

첫째, 인공 합성 물질이 다수 포함된 초가공식품은 피해야 할 1순위입니다. 자연계에서 볼 수 없는 물질들을 합성 및 배합해서 대중의 입맛에 맞게 가공해서 판매하는데, 이건 사실 음식이라고 볼 수 없다는 주장도 있어요.

물질 하나하나로는 신체에 위해가 증명되지 않았다 하더라도, 이들의 조합을 통해 가공식품에 대한 중독을 일으켜 더 많이 먹게 해요. 또 세포 단위의 미세환경에서 염증 반응을 늘려 비만과 혈관 질환의 주범으로 지목됩니다. 이런 초가공식품을 식탁에서 배제하려는 노력이 필요합니다.

트랜스지방이 포함된 음식도 피해야 합니다. 트랜스지방이 포함된 튀긴 음식, 패스트푸드, 과자, 빵 등은 우리 혈관에 매우 해로운 영향을 미칩니다.

둘째, 햄, 소시지, 베이컨 등의 가공육입니다. 가공육은 1군 발암물질이라고 앞서 언급했죠. 가공육에는 과도한 나트륨, 아질산나트륨, 발색제 등 여러 첨가물이 들어 있으며, 이는 혈관 건강에 악영향을 미칩니다. 그리고 가공육은 초가공식품의 범주에도 들어갑니다.

셋째, 단순당과 정제 탄수화물입니다. 설탕, 흰 밀가루로 만든 음식들은 혈당을 급격히 상승시켜 인슐린 저항성을 유발합니다. 이는 대사증후군, 당뇨병, 심혈관 질환의 원인이 됩니다.

넷째, 염분이 높은 음식입니다. 한국인의 일일 소금 섭취량은 WHO 권장량(5g)의 두 배 이상인 것으로 알려져 있습니다. 과도한 염분 섭취는 고혈압, 위암, 뇌졸중의 주요 원인입니다.

다섯째, 과도한 지방이 함유된 육류입니다. 특히 마블링이 많은 고기는 포화지방이 많아 콜레스테롤 수치를 높입니다. 한국에서는 고기의 등급을 지방의 양으로 평가하는데, 1++등급의 소고기는 지방 함량이 매우 높습니다.

게다가 동물의 지방 조직은 소변이나 담즙으로 배설되지 않는 중금속과 지용성 유기 오염 물질**POPs**이 축적되는 곳이기도 합니다. 예를 들어, 폴리염화비페닐**PCBs**, 다환방향족탄화수소**PAHs**, 및 다이옥신과 같은 POPs는 동물의 지방 조직에 축적되어 대사 장애와 염증을 유발할 수 있어요. 따라서 동물의 지방을 맛이 좋다는 이유로 섭취하는 것은 피하는 것이 좋습니다.

과식과 야식의 위험성

현대인들은 밤에 깨어 있는 일이 많고 스트레스는 늘어나면서,

과식과 야식의 유혹에 빠지기 쉽습니다. 그러나 이러한 습관이 지속되면 건강에 악영향을 미칠 수밖에 없죠.

과식은 소화 시스템에 과도한 부담을 주어 소화불량, 역류성 식도염 등을 유발합니다. 또한 체중 증가로 인한 비만, 당뇨병, 고혈압 등 여러 만성 질환의 원인이 됩니다.

특히 야식은 더욱 위험합니다. 밤에는 신체의 대사 활동이 낮아지기 때문에, 같은 양의 음식을 먹더라도 낮보다 체내에 지방으로 저장될 가능성이 큽니다. 브리검 여성병원의 연구에 따르면, 야식을 먹은 그룹은 낮 시간대보다 24% 적은 열량을 소모하고, 지방 합성 유전자 발현이 증가했습니다. 야식 후 바로 잠자리에 들면 위산 역류로 인한 역류성 식도염이 발생할 수 있고, 이는 장기적으로 식도암의 위험을 높입니다.

야식으로 먹는 음식의 종류도 문제입니다. 야식으로 흔히 피자, 치킨 등 배달 음식과 과자, 라면 등 편의점 간편식을 먹게 되죠. 이런 음식에는 인공 합성 물질이 다수 포함되어 초가공식품에 속해요. 초가공식품 섭취는 당뇨병 위험 34% 증가, 심혈관 질환 위험 29% 증가와 연관됩니다.

또 초가공식품은 음식 중독을 일으킵니다. 음식 중독이란 배가 부를 때까지 음식을 먹었는데도 음식을 계속 먹고자 하는 욕

구가 생기는 것으로, 잦은 과식과 폭식을 초래합니다. 초가공식품은 주로 달고 짜고 기름진 맛을 내죠. 이런 맛은 뇌의 보상중추를 자극해 도파민, 세로토닌 같은 행복을 느끼게 하는 호르몬을 분비하게 만듭니다. 미국 미시간대 연구에 따르면, 초가공식품 섭취는 흡연과 같이 끊기 어려운 중독성을 지니고 있답니다.

야식을 자주 먹는 습관은 수면의 질도 떨어뜨립니다. 야식 후 3시간 이내 취침 시 심부 체온이 0.5℃ 이상 하락하며, 이는 렘REM 수면 단계 진입을 방해합니다. 또한, 수면 부족은 T세포 활성도 40% 감소를 유발해 감염 취약성을 높입니다.

이제는 바꿔야 할 음주와 회식 문화

한국의 회식 문화는 많은 건강 문제의 원인이 됩니다. 특히 술을 권하는 문화와 과도한 음주는 간 건강을 심각하게 해치죠. 응급실 의료진은 아파서든 다쳐서든 술과 관련된 문제로 오는 환자를 매일 만납니다.

알코올은 우리 몸에 여러 가지 문제를 일으킵니다. 간이 해

독할 수 있는 정도를 넘어서는 알코올의 흡수가 반복되고 지속되면 알코올성 간염을 유발하게 되고요. 알코올성 간염이 왔을 때 술을 끊지 못하면, 표면이 딱딱하고 울퉁불퉁한 간이 되는 간경변으로 진행해요. 이 상태가 되면 술을 끊어도 정상 간으로 쉬이 돌아올 수 없습니다. 간경변은 식도정맥류 출혈, 간성 혼수 등 다양한 합병증의 원인이기도 하고 간암의 주요 위험 인자이기도 해요.

한 50대 남성 환자의 마지막 모습이 기억납니다. 매일같이 술을 마시다 변기를 가득 채우는 토혈을 하고 응급실에 실려 왔어요. 환자는 알코올성 간경변을 진단받은 상태였고, 황달과 복수가 저명한 상태였습니다. 이미 몇 차례 식도정맥류 출혈로 실려 왔지만, 그래도 술을 끊지 못했습니다.

환자는 혈압이 낮아 "추워, 추워"를 연발했고 최대한 빠른 수혈을 위해 중심정맥관을 잡던 중 의식을 잃고 심정지가 발생해 사망하고 말았습니다.

또한 알코올은 췌장을 직접적으로 파괴합니다. 췌장에 반복적인 염증을 일으키면서 급성 췌장염을 일으키는데요. 치료가 되지 않은 채로 계속해서 알코올에 노출이 되면 만성 췌장염으로 이어지기도 합니다. 만성 췌장염은 췌장암의 주요 위험 인자예요. 이처럼 술로 인해 발생하는 간염, 췌장염은 암을 유발하는 주요 원인 중 하나입니다.

우리나라에서는 취할 때까지, 인사불성이 될 때까지 마셔야 회식을 잘했다고 여기는 문화가 있습니다. 이런 문화는 식도, 위, 간과 췌장 건강에 너무나 치명적입니다. 게다가 회식 자리에서는 고지방 음식, 당분이 많이 든 음식, 태운 고기 같은 건강에 해로운 음식들만 골라서 먹는 경우가 많죠. 이렇게 먹고 마시는 것은 암을 성장시키는 것이나 다름없습니다.

건강한 식습관으로 전환하기

지금까지 피해야 할 음식과 습관에 대해 알아보았습니다. 이제 이런 해로운 식습관을 건강한 습관으로 바꾸는 방법을 알아보겠습니다.

첫째, 식품 라벨을 읽는 습관을 들이세요. 제품을 구매하기 전에 성분표와 영양 정보를 확인하여 첨가물이 많은 제품은 피하세요.

둘째, 가공식품 대신 신선한 식품을 선택하세요. 과일, 채소, 통곡물, 콩류, 견과류 등 자연식품 위주의 식단을 구성하세요.

셋째, 조리 방법을 바꾸세요. 튀기거나 굽기보다는 찌거나 삶는 방식을 선택하고, 고기는 태우지 않도록 주의하세요.

넷째, 물을 충분히 마시세요. 탄산음료, 편의점 진열대 위의 과일주스 대신 물을 음료로 선택하고 소변색이 옅어지도록 충분히 마시세요.

다섯째, 정기적인 식사 시간을 유지하고 과식을 피하세요. 특히 취침 3시간 전부터는 음식 섭취를 줄이고 야식은 피하세요.

습관을 바꾸는 게 어렵다고 생각해서 그렇지, 한 달만 바꿔보면 자연스럽게 체득이 됩니다. 건강한 식습관이 몸에 배면, 이전의 해로운 음식들은 점차 매력을 잃게 될 것입니다. 우리의 건강은 우리가 매일 선택하는 음식에 의해 결정됩니다. 지금부터 건강한 선택을 시작해보면 어떨까요?

3장

운동, 심장과 혈관을 살리는 최고의 약

적당한 운동량은
어느 정도일까?

저는 응급실에서 매일같이 심혈관 뇌혈관 질환 환자들을 마주해왔습니다. 돌연사나 심각한 혈관 질환의 위험을 크게 줄일 방법이 있다면 얼마나 좋을까요? 그 답은 바로 운동입니다.

"음식만으로는 건강을 유지할 수 없다. 운동 또한 필요하다. 음식과 운동은 서로 반대되는 성질을 가지고 있지만, 함께 건강을 만들어낸다."

고대 그리스의 의사 히포크라테스가 한 말입니다. 수천 년이 지난 지금, 현대 의학은 운동이 정말로 우리 몸에 어떤 놀라운 효과를 가져오는지 과학적으로 증명하고 있습니다.

그렇다면 건강을 위한 적절한 운동량은 얼마나 될까요? WHO는 성인의 경우 일주일에 최소 150분의 중강도 유산소 운동 또는 75분의 고강도 유산소 운동을 권장합니다. 중강도 운동이란 호흡이 약간 가빠지고 대화는 할 수 있지만, 노래를 부르기는 어려운 정도의 강도를 말합니다. 빠르게 걷기, 자전거 타기, 수영 등이 여기에 해당합니다.

이러한 유산소 운동과 함께 일주일에 2회 이상 근력 운동을 병행하는 것이 좋습니다. 근력 운동은 주요 근육군을 모두 사용하는 운동으로, 푸시업, 스쿼트 등이 있습니다.

하지만 여기서 중요한 것은 무조건 운동을 많이 한다고 좋은 것이 아니라는 점입니다. 자신의 체력과 건강 상태에 맞게 점진적으로 운동량을 늘려가는 것이 중요해요. 안 하던 운동을 무리해서 시행하면 염좌, 타박상, 근육통으로 고생할 수 있거든요.

만성질환자는 주 50분 중강도 유산소 운동으로 시작해 운동 시간을 10%씩 늘려가는 것을 권장합니다. 자신에게 맞는 운동량을 찾기 위해 일반 걷기와 빠른 걷기를 번갈아 가며 시행하는 인터벌 걷기도 좋습니다.

간혹 30~40대 여성이 새로 시작한 스피닝 운동으로 무리한 뒤 갈색 소변을 보는 횡문근융해증과 급성 신부전으로 응급실에 방문하기도 합니다. 이는 무리한 근육 사용으로 근육 세포에 있던 미오글로빈이 혈중에 나와 사구체를 통과하며 손상시켜 나타나는 신장 질환입니다. 이런 경우 며칠간 수액 치료를 하며 입원 관찰을 해야 하기도 해요.

따라서 무리가 되지 않는 범위의 운동량을 설정하고 서서히 늘려가는 것이 중요합니다. 특히 심혈관 질환이나 당뇨병 등 만성 질환이 있는 사람은 운동을 했다가 협심증 악화나 저혈당이 발생하기도 합니다. 그러므로 의사와 상담해 적절한 운동량과 혈압 혈당 모니터링 계획을 세우는 것이 좋습니다.

운동이 몸을 건강하게 만드는 원리

운동은 단순히 체중을 줄이거나 근육을 키우는 것 이상의 효과가 있습니다. 운동이 우리 몸에 미치는 영향을 살펴보겠습니다.

첫째, 운동은 혈관 건강을 개선합니다. 운동 중에는 혈관이 확장과 수축을 반복하며, 이 과정에서 혈관 내피세포의 기능이 향상되죠. 내피세포는 혈관 내벽을 덮고 있는 세포로, 혈액의 흐름을 조절하고 염증을 억제하는 역할을 합니다. 규칙적인 운동은 이 내피세포의 기능을 개선하여 혈관의 탄력성을 증가시키고, 혈전 형성을 감소시키며, 동맥경화를 예방합니다.

둘째, 운동을 하면 심장은 더 많은 혈액을 펌프질해야 하므로 자연스럽게 심장 근육이 강화돼요. 심장도 운동을 통해 더 효율적으로 작동하게 됩니다. 규칙적인 운동을 하는 사람은 휴식 시 심박수가 낮아지는데, 이는 심장이 한 번에 더 많은 혈액을 펌프질할 수 있게 되었기 때문입니다.

셋째, 운동은 대사 기능을 개선합니다. 운동 중에는 체온이 일시적으로 상승하고 대사율이 증가합니다. 이 과정에서 근육은 저장된 글리코겐과 지방을 에너지원으로 사용하게 됩니다. 특히 30분 이상의 중·저강도 운동에서는 주요 에너지원이 탄수화물에서 지방으로 전환되어, 체내 지방 연소에 도움을 줍니다.

운동은 인슐린 감수성을 개선하여 혈당 조절에 도움을 주고, 당뇨병 예방에도 효과적입니다. 단 한 번 30분 운동으로도 이후 24시간 동안 인슐린 감수성이 15~30% 상승하고요. 16주간 규칙적으로 운동하면 인슐린 감수성이 25~40% 상승합니다. 당뇨병 위험은 주당 150분 중강도 운동 시 최대 58% 감소하는 것으

로 나타났습니다.[53]

넷째, 규칙적인 운동은 새로운 혈관 생성을 촉진합니다. 이것을 '혈관신생'이라고 하는데요. 특히 근육 주변에서 새로운 모세혈관이 형성되어 산소와 영양소 공급이 더욱 원활해집니다. 이는 특히 심혈관 질환이 있는 환자에게 중요한데요. 막힌 관상동맥 주변으로 새로운 혈관이 형성되어 우회로 역할을 할 수 있기 때문이죠.

여러 연구에 따르면 규칙적인 운동은 심혈관 질환 위험을 약 30% 감소시키고, 고혈압을 예방합니다. 또 나쁜 콜레스테롤**LDL**을 줄이고 좋은 콜레스테롤**HDL**을 증가시킵니다.[54] 운동은 암 예방에도 효과적인데요. 활발한 신체 활동을 하는 사람들은 암 발병률을 최대 40%까지 낮출 수 있는 것으로 나타났습니다.[55]

거창한 운동 장비 없이도 건강해지는 법

"운동을 시작하고 싶은데, 헬스장 등록은 비용이 부담스럽고, 시간도 없어요."

자주 듣는 얘기인데요. 여러분도 그런가요? 하지만 운동은 꼭 헬스장 등록이나 특별한 장비가 필요한 것이 아닙니다. 일상에서 신체 활동을 늘리는 것만으로도 건강에 큰 도움이 됩니다.

가장 쉽게 시작할 수 있는 운동은 바로 걷기입니다. 하루 7,000~9,000보 걷기는 암 예방에 큰 도움이 됩니다. 한 영국 코호트 연구에서는 하루 7,000보를 걸었을 때 암 발병 위험이 11%, 하루 9,000보에서는 16% 감소한다고 보고했습니다. 같은 연구에서 신체 활동이 많은 그룹이 적은 그룹에 비해 암 발병 위험이 26% 낮았어요.[56]

계단 오르기도 매우 효과적인 운동입니다. 엘리베이터 대신 계단을 이용하면 평지 걷기보다 1.5~2배 많은 에너지를 소모합니다. "나는 무슨 일이 있어도 5층 이하는 계단으로 다니겠다"라고 정하는 것만으로도 일상에서 운동량을 크게 늘릴 수 있습니다.

10개 층을 일주일에 두 번만 올라도 심근경색으로 인한 사망률이 20% 감소한다는 연구 결과도 있어요. 계단 오르기를 하는 사람은 하지 않는 사람에 비해 모든 원인 또는 암으로 사망할 위험이 38~40% 낮고, 심혈관 질환으로 사망할 위험은 48~49% 낮다는 연구도 있습니다.[57]

집에서도 간단한 운동을 할 수 있습니다. 스쿼트(쪼그려 앉았다 일어나기)는 하체 근육을 강화하는 효과적인 운동입니다. 처음에는 20개로 시작해, 한 세트씩 늘려 5세트를 목표로 하거나, 50개, 30개, 20개 순으로 하루 100개를 실시할 수 있습니다.

플랭크(팔꿈치로 엎드려 버티기), 마운틴 클라이머(엎드려 달리기), 푸시업(팔굽혀펴기) 등도 좁은 공간에서 할 수 있는 효과적인 운동입니다. 소파나 책상을 잡고 시작해도 좋습니다.

식후 운동도 중요해요. 식사 후 30분 동안 빠르게 걷기만 해도 혈당 스파크를 많이 낮출 수 있습니다. 식후 10~15분 정도의 가벼운 걷기는 혈당 스파이크를 최대 35% 낮출 수 있다는 연구가 있습니다. 식후 걷기는 당뇨병과 심혈관 질환 위험을 낮추고, 염증 조절과 면역력 강화를 통해 암 예방에도 기여합니다.[58]

운동의 효과를 극대화하는 팁

운동의 효과를 극대화하기 위해서는 몇 가지 고려해야 할 사항이 있습니다.

첫째, 꾸준히 하는 것이 중요합니다. 가끔 고강도 운동을 하는 것보다 매일 적당한 강도의 운동을 꾸준히 하는 것이 더 효과적입니다.

둘째, 유산소 운동과 근력 운동을 적절히 병행하세요. 유산소운동은 심폐 기능을 강화하고 지방을 연소하는 데 효과적이고, 근력 운동은 근육량을 증가시켜 기초대사량을 높이고 뼈 건강을 유지하는 데 중요합니다.

셋째, 운동 전후로 충분한 수분을 섭취하는 것이 중요합니다. 수분, 음료수가 아닌 깨끗한 물은 근육 단백질 합성과 대사 노폐물 제거를 돕고, 전반적인 근육 회복 속도를 높입니다.

넷째, 자신이 즐길 수 있는 운동을 선택하세요. 즐거움을 느끼지 못하는 운동은 지속하기 어렵습니다.

다섯째, 운동 중에는 올바른 자세를 유지하는 것이 중요합니다. 잘못된 자세로 운동하면 부상 위험이 커집니다. 필요하다면 전문가의 지도를 받는 것도 좋은 방법입니다.

운동은 우리 몸의 시스템 전체를 개선하고, 건강한 혈관과 심장 상태를 유지하며, 만성 질환과 암을 예방하는 데 필수적인 요소입니다. "내일부터 운동해야지" 하고 미루기보다는 "오늘부터 조금씩이라도 시작해보자"라는 마음가짐이 중요합니다.

4장

명상과 수면으로
스트레스를 다스려라

명상생활 수명연도
스트레스 디스크라기

스트레스가
몸을 망가뜨리는 메커니즘

현대 사회에서 스트레스를 완전히 피하며 살아가기란 거의 불가능합니다. 업무 압박, 인간관계, 경제적 불안, 건강 문제 등 우리 주변에는 항상 스트레스 요인이 존재하죠. 문제는 이러한 스트레스가 단순한 정신적 부담을 넘어 신체 건강에도 심각한 영향을 미친다는 사실입니다.

저는 심리적인 스트레스가 실제로 얼마나 많은 질병의 원인이 되는지 직접 목격해왔습니다. 스트레스로 인한 부정맥, 협심증 악화, 고혈압 위기, 공황 발작, 과호흡 증후군 등 많은 환자가

스트레스와 직접적으로 연관된 증상으로 응급실을 찾습니다. 이처럼 스트레스는 단순한 심리 문제가 아니라 우리 건강에 실제적인 위협이 돼요.

스트레스는 어떻게 우리 몸에 해를 끼치는 것일까요? 스트레스를 받으면 우리 몸은 '싸우거나 도망가기' 반응을 활성화합니다. 맹수의 위협을 앞에 둔 동물이 맞서 싸우거나 도망갈 준비를 하는 상황과 같다고 보면 됩니다. 이는 동물의 진화 과정을 통틀어 우리의 선조가 원시 시대에 위험한 상황에서 생존하기 위해 발달한 메커니즘이죠. 문제는 현대 사회에서는 실제로 싸우거나 도망갈 필요가 없지만, 우리 몸은 여전히 같은 방식으로 반응한다는 것입니다.

스트레스를 받으면 교감신경계가 활성화되고, 코르티솔과 아드레날린 같은 스트레스 호르몬이 분비됩니다. 그러면 심장 박동이 빨라지고, 혈압이 상승하며, 호흡이 빨라집니다. 반대로 부교감신경계는 기능이 약해져서, 우리 몸을 평온한 상태로 유지하는 소화와 면역, 생식 기능이 떨어지게 됩니다. 단기적으로는 이러한 반응이 위험한 상황을 대처하는 데 도움이 되지만, 만성적인 스트레스는 다음과 같은 전반적인 건강 문제를 일으키게 됩니다.

첫째, 심혈관 건강에 악영향을 미칩니다. 만성 스트레스는 혈압을 지속해서 높이고, 혈관 염증을 증가시키며, 콜레스테롤 수치를 높입니다. 이는 심장질환, 뇌졸중, 고혈압의 위험을 증가시킵니다.

둘째, 면역 체계를 약화시킵니다. 코르티솔은 면역 기능을 억제하여 감염에 더 취약하게 만들고, 상처 치유를 지연시킬 수 있습니다. 또한 만성 염증을 증가시켜 자가면역 질환의 위험을 높입니다.

셋째, 소화 시스템에 문제를 일으킵니다. 스트레스는 위산 분비를 증가시키고, 장 운동성을 변화시켜 소화불량, 과민성대장증후군, 위궤양 등의 문제를 악화시킬 수 있습니다.

넷째, 수면을 방해합니다. 스트레스 호르몬은 수면-각성 주기를 방해하여 불면증과 수면의 질 저하를 초래할 수 있습니다. 이는 다시 스트레스를 증가시키는 악순환을 만듭니다.

다섯째, 뇌 기능에 영향을 미칩니다. 장기간의 스트레스는 기억력과 인지 기능을 떨어뜨리고, 우울증과 불안 장애의 위험을 증가시킬 수 있습니다.

명상,
스트레스를 다스리는 고대의 지혜

이러한 스트레스의 부정적 영향을 줄이기 위한 다양한 방법이 있지만, 그중에서도 명상은 수천 년 동안 전해져 온 효과적인 방법입니다. 명상은 종교 수행자나 특별한 사람들만의 활동이 아니에요. 최근 수십 년간의 과학 연구에서도 명상은 스트레스 관리와 건강 증진에 탁월한 효과가 있다는 것이 증명되었습니다.

한 문헌 검토에 기반을 둔 연구에 따르면, 자기공명영상**MRI**을 통해 확인한 결과 명상이 뇌 기능을 개선했고 사이토카인을 감소시켜 면역 체계와 염증 반응을 개선했습니다. 또 명상은 당뇨병, 고혈압, 섬유근육통 등에 도움이 되었는데요. 혈중 콜레스테롤 수치를 낮추고 HDL 콜레스테롤 수치를 높이며 수축기 및 이완기 혈압도 개선했습니다. 정신 건강 면에서는 불안 장애, 외상 후 스트레스 장애**PTSD**, 우울증 같은 다양한 문제를 해결하는 데 도움을 주었습니다.[59]

명상의 핵심은 자율신경계와 밀접한 관련이 있습니다. 자율신경계는 교감신경과 부교감신경으로 구성되어 있어요. 교감신경은 몸을 흥분 상태로 만드는 신경인 반면, 부교감신경은 소화

기능, 배설 기능, 생식 기능 등을 안정시키며 정신 건강을 개선하고, 면역 기능을 높이는 역할을 합니다.

명상은 부교감신경을 활성화해 '휴식과 소화rest and digest' 반응을 촉진합니다. 연구에 따르면 명상은 코르티솔 수치를 낮추고, 혈압을 감소시키며, 면역 기능을 향상하는 등 다양한 생리적 변화를 일으킵니다. 또 뇌의 구조와 기능에도 긍정적인 변화를 가져오는 것으로 밝혀졌죠.

명상을 통한 스트레스 관리는 암 환자의 치료와 회복 과정에서도 중요한 역할을 합니다. 다양한 논문을 메타 분석한 바에 따르면, 명상 프로그램에 참여한 암 환자들은 불안과 우울, 피로, 스트레스가 감소했고 삶의 질이 향상되었습니다.[60]

간단한 명상법 실천하기

명상은 누구나 쉽게 시작할 수 있습니다. 저는 종종 환자들에게 "1분만 시간을 내서 명상해봅시다"라고 제안합니다. 명상이라고 하면 거창해 보일 수 있지만, 자주 연습하다 보면 의외로 간단한 것임을 알 수 있어요. 간단한 명상법을 시작해보겠습니다.

1. 편안한 자세로 앉습니다. 허리를 꼿꼿이 세우고 눈을 감습니다.
2. 허리를 제외한 온몸의 힘을 빼고 편안한 자세를 취합니다.
3. 내 몸의 근육 중 힘이 들어간 곳이 있는지 천천히 확인합니다.
4. 코끝을 스치는 공기의 흐름에 집중합니다. 공기가 들어가고 나가는 걸 인식합니다.
5. 복식호흡을 이용해 배를 내민다는 느낌으로 천천히 호흡합니다.
6. 생각(잡념)이 떠오르면 판단하지 말고 자책하지 말고 다시 코끝으로 집중을 돌립니다.

처음에는 10초, 30초도 힘들지만, 차츰 적응되면 1분 정도 집중할 수 있게 됩니다. 꾸준히 연습하면 10분 동안 잡생각 없이 코끝에 집중할 수 있게 되죠.

특히 불면증이 있는 사람은 이 방법을 취침 전에 5분만 실천해도 수면 문제를 상당 부분 해결할 수 있습니다. 앉아서 하지 않고 편안히 누워서 해도 돼요. 한 마리 바다 위 해파리가 된 것처럼, 또는 망망대해에 떠 있는 요트 선상에 누워 밤하늘을 바라보는 것처럼, 온몸에 힘을 빼고 코끝에 집중하고 호흡을 가지런히 하면 수면장애를 개선할 수 있습니다. 정신과적 문제뿐만 아니라 소화 기능, 성 기능과 관련된 문제들도 해결할 수 있죠.

변기에 앉아서도 명상을 할 수 있습니다. 변기에 앉아서 명상하겠다고 마음먹고 코끝에 집중하면 단 1분 만에도, 나올 것 같지 않던 변이 나오는 경험을 할 수도 있습니다. 식사하면 자꾸 체하는 사람도 식사 전에 1분 정도 명상을 하고 식사를 하면 소화가 더 잘되는 것을 경험할 수 있습니다.

양질의 수면, 건강의 기초

수면은 우리 몸의 면역 체계에 매우 중요한 역할을 합니다. 특히 스트레스 감소와 면역력 강화에 큰 영향을 미칩니다.

수면 중에는 교감신경 과항진 상태가 완화되고 부교감신경이 활성화됩니다. 이로 인해 코르티솔과 같은 스트레스 호르몬의 분비가 줄어들고, 심신이 안정돼요. 그리고 수면 중에는 T세포를 포함한 면역 세포들의 활성도가 높아집니다. 면역반응을 조절하는 면역 단백질의 분비량이 증가하고요. 특히 암세포를 공격하는 NK세포의 활성이 높아집니다.

반면 수면이 부족하면 만성 염증이 유발될 수 있고, 면역 세포의 기능이 저하되어 각종 감염병에 취약해집니다. 연구에 따르면 수면 시간이 7시간 미만인 사람은 8시간 이상 자는 사람보다 감기에 걸릴 확률이 2.94배나 높은 것으로 나타났습니다.[61]

잠을 편안하고 효율적으로 푹 자는 것은 우리 몸의 면역 세포를 살리고, 호르몬 대사를 정상화하는 데 매우 중요해요. 잠자는 시간을 아까워 말고 푹 잠들 수 있도록 잠자는 환경을 개선하는 데 주의를 기울이면 행복감이 올라갑니다.

수면의 질을 높이는 방법

수면의 질을 향상하기 위한 몇 가지 방법을 소개하겠습니다.

첫째, 규칙적인 수면 스케줄을 유지하세요. 매일 같은 시간에 자고 일어나면 '서카디안 리듬'이라고 하는 생체 시계가 조절되어 더 쉽게 잠들고 깨어날 수 있습니다.

둘째, 편안한 수면 환경을 조성하세요. 침실은 어둡고, 조용하고, 적절한 온도(16~20°C)를 유지하는 것이 좋습니다.

셋째, 취침 전 전자기기 사용을 자제하세요. 블루라이트는 멜라토닌 생성을 억제하여 수면을 방해할 수 있습니다. 방해 금지 기능을 설정하는 것도 도움이 됩니다.

넷째, 취침 전 카페인과 알코올을 피하세요. 카페인은 수면 시작을 늦추고 깊은 잠을 방해합니다. 알코올은 잠들기 쉽게 할 수 있으나, 수면 중 각성을 유발하여 다음 날 피로감을 유발합니다.

다섯째, 취침 전 2시간 이내에는 과식을 피하고, 물도 다량 마시는 것은 피하세요. 소화기관에 부담이 주어지거나 방광이 늘어나 소변이 마려워 잠을 깨게 되면 숙면 사이클이 깨지게 됩니다.

여섯째, 규칙적인 운동은 수면을 개선하지만, 취침 직전의 격렬한 운동은 피하세요.

일곱째, 취침 전 명상이나 심호흡과 같은 이완 기법을 시도해보세요. 특히 3초 호흡법을 활용하면 도움이 됩니다.

1. 편안한 자세로 눈을 감습니다.
2. 코끝에 집중하며 호흡에 주의를 기울입니다.
3. 천천히 3초간 숨을 들이쉬고 3초간 내쉽니다.
4. 호흡할 때마다 근육의 긴장을 풀어줍니다.
5. 해변에 떠 있는 해파리를 상상하며 몸을 이완시킵니다.
6. 별이 빛나는 평화로운 밤하늘을 떠올리며 마음을 안정시킵니다.

일상에서 스트레스 관리를 위한 작은 습관들을 만들어보세요. 매일 아침 또는 정해진 루틴에 따라 짧은 명상이나 심호흡 시간을 갖고, 밤엔 충분한 수면 시간을 확보하며, 규칙적인 운동을 하세요. 가능하면 낮에 햇볕을 직접 받는 시간을 만들고, 가족이나 친구와의 유대감을 유지하는 것도 중요합니다.

스트레스 관리와 양질의 수면은 건강한 삶을 위한 필수 요소입니다. 이는 단순히 병을 예방하는 차원을 넘어, 더 행복하고 만족스러운 삶을 위한 기초가 돼요. 오늘부터 작은 변화를 시작해보세요. 그 작은 변화가 여러분의 삶을 크게 변화시킬 것입니다.

5장
체온과 산소가 건강을 결정짓는다

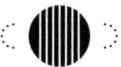

체온이 떨어지면
면역력이 떨어지는 이유

우리 몸의 건강을 결정짓는 수많은 요소가 있지만, 그중에서도 가장 기본이 되는 2가지를 꼽으라면 체온과 산소를 빼놓을 수 없습니다. 응급실에서 환자를 진료할 때 가장 먼저 확인하는 바이탈 사인(혈압, 맥박, 호흡, 체온)도 사실 이 2가지 요소를 보는 것입니다.

체온은 신체 대사와 면역반응을 평가하는 지표이며, 호흡수는 산소 공급 상태를 간접적으로 확인합니다. 또 혈압과 맥박은 체온과 산소가 신체 조직에 적절히 전달되고 있는지를 보여줌니다. 하지만 이 두 요소는 응급상황에서뿐만 아니라 일상적인 건강 관리에도 매우 중요합니다.

우리 몸의 정상 체온은 측정 방법에 따라 조금씩 다르지만 보통 36.5~37.4℃로 정의됩니다. 이 온도는 우리 몸의 효소와 세포들이 가장 활발하게 활동할 수 있는 최적의 환경을 제공하죠. 면역 세포들은 체온에 매우 민감하게 반응해요.

체온이 올랐을 땐 어떨까요? 체온이 경도 발열 단계인 39℃로 상승하면 T세포와 NK세포 등 면역 세포의 활성과 증식이 증가합니다. 이는 면역 체계가 감염과 싸우는 데 도움이 됩니다.[62]

반대로 체온이 1℃만 떨어져도 면역력은 약 30% 감소합니다. 자세히 보자면, 저체온 상태인 32~34℃에서 중성구와 대식세포의 식균 작용이 20~30% 감소한다는 연구가 있습니다. 또 33℃에서 NK세포의 세포독성 활성도가 40% 이상 감소하며, 이는 바이러스 감염 및 종양 세포 제어 능력 저하로 이어지죠.[63]

이는 무엇을 의미할까요? 체온이 낮아지면 면역 세포의 활동성이 떨어져 병원체를 효과적으로 제거하지 못하게 됩니다. 백혈구의 이동 속도가 느려지고, 항체 생성도 감소하며, NK세포의 활성도도 떨어지죠. 이것이 바로 저체온 상태에서 감기나

독감과 같은 감염병에 취약해지는 이유입니다.

또한 만성적인 저체온 상태는 심뇌혈관 질환, 당뇨병 등 만성 질환의 악화를 초래할 수 있어요. 암세포는 저산소 환경과 낮은 체온에서 생존력이 높아져 증식이 촉진될 수 있습니다. 따라서 체온을 적절히 유지하는 것은 감염병 예방뿐만 아니라 만성 질환 관리와 암 예방에도 중요한 역할을 합니다.

암 치료를 위해서 온도를 이용하기도 합니다. 고주파 온열치료는 복부 암 치료에 효과적인 보조 요법으로, 정상 조직보다 열 취약성이 높은 암세포의 특징을 이용합니다. 39~41°C로 중심 체온을 올려 표적화된 열 충격으로 암세포를 선택적으로 공격하죠.

또 항암제가 종양 조직에 더 잘 흡수되도록 혈류를 개선하고, 암세포의 DNA 수리 메커니즘을 억제해 화학요법 효과를 증폭시킵니다. 심부 체온을 올려 체내 면역 기능을 상승시키는 효과도 있어서, NK세포 활성도를 유의미하게 상승시키죠.

임상 연구에 따르면, 난소암 환자에서 고주파 온열 치료 병용 시 종양 관해율이 58.3%로 단독 화학요법 32.4%와 비교해 크게 향상되었습니다. 또 위암 환자의 중앙 생존 기간이 23.5개월로 단독 화학요법 14개월보다 68% 연장되는 등 우수한 치료

성적을 보였습니다. 최근 발전하는 정밀 온도 제어 기술을 통해 정상조직 손상 없이 암세포에 선택적으로 열을 전달함으로써 고주파 온열치료를 안전하게 시행될 수 있게 되었어요.[64]

고압산소 치료가
주목받는 이유

산소는 우리 몸의 에너지 생산에 필수적인 요소입니다. 특히 미토콘드리아에서 ATP를 생성하는 산화적 인산화 과정에 필수적이죠. 이 과정에서 산소의 원활한 공급은 무산소 호흡 대비 APT 생산 효율을 약 18배 높입니다.

그런데 다양한 이유로 우리 몸의 말초 조직까지 산소가 충분히 전달되지 못하는 경우가 있어요. 고지혈증, 당뇨병 등 만성 질환에 의해 모세혈관의 손상이 발생해 산소를 운반하는 혈액의 전달이 줄어들 때죠. 혹은 폐 기능이 저하되어 산소 교환이 제대로 이루어지지 않을 때 말초 조직에 저산소증이 발생할 수 있습니다.

산소가 부족해지면 세포의 에너지 대사는 무산소 해당 과정으로 전환되며, 포도당 1분자당 ATP 생산량이 약 30~32개에서 2개로 급격히 감소합니다. 이때 젖산이 축적되어 세포 내 pH가 산성화되면 효소 기능이 저하되고 세포 손상이 발생할 수 있습니다.

최근 고압산소 치료법이 주목받고 있는 이유는 이러한 문제를 해결하는 데 도움이 되기 때문입니다. 고압산소 치료는 일반 대기압보다 2~3배 높은 압력(2.0~3.0 ATA) 하에서 100% 순수 산소를 흡입해, 혈장에 녹아드는 산소량을 현저히 증가시키는 치료법입니다. 헨리의 법칙에 따라 압력이 높아질수록 액체에 녹는 기체의 양이 증가하는데요. 그래서 고압 환경에서는 혈장 내 용존 산소량이 10~25배까지 증가합니다.

일반적인 상황에서는 약 97%의 산소 분자가 주로 적혈구의 헤모글로빈과 결합하여 운반됩니다. 그러나 고압 환경에서는 혈장에 직접 녹아드는 산소의 양이 현저히 증가하게 되죠. 이렇게 녹아든 산소는 적혈구가 도달하기 어려운 미세 조직이나 혈관 손상 부위에도 효율적으로 전달될 수 있어, 조직의 산소 공급 개선에 도움이 됩니다.

임상 연구에 따르면 평균 48회 고압산소 치료 시 만성 상처 환자의 치유율이 81%에 달했어요. 또 외상성 뇌 손상 환자의 인지 기능이 30% 개선되는 등 다방면의 효능이 입증되었습니다. 이는 혈관 신생 촉진, 항균 작용 강화, 염증 조절 등 복합적 메커니즘을 통해 이루어집니다.[65]

고압산소 치료의 다양한 효과

고압산소 치료는 다음과 같은 상황에서 활용될 수 있습니다.

1. 난치성 상처 및 화상 치료

당뇨병성 족부궤양, 만성 궤양, 난치성 골수염 등 일반적 치료에 반응하지 않는 만성 상처의 회복을 촉진합니다. 또 화상 환자에서 조직 재생과 감염 예방, 상처 치유 속도 증가에 효과적입니다. 피부 이식 수술 후 혈류가 부족한 조직의 생착률을 높이고, 손가락 접합 수술 후 조직 회복을 돕습니다.

2. 뇌졸중 및 외상성 뇌 손상 후 뇌 회복

뇌졸중, 외상성 뇌 손상 후 저산소증에 빠진 뇌 조직에 산소를 충분히 공급합니다. 그래서 신경세포의 회복과 2차 손상 예방을 도와요. 일부 의료기관에서는 뇌성마비, 척수손상 등 중추신경계 질환에서의 보조 치료로서 효용도 연구되고 있습니다.

3. 방사선 치료 후 조직 손상 회복

방사선 치료 후 발생하는 조직 괴사, 방광염, 직장염 등 만성 합병증에서 손상된 조직의 혈관 신생과 재생을 촉진합니다. 또 암 치료 후 발생하는 피부, 점막, 연부조직의 만성 손상 회복에 도움을 줍니다.

4. 일산화탄소 중독 치료

일산화탄소 중독 환자에서 혈중 일산화탄소와 결합한 헤모글로빈 COHb을 빠르게 제거하고, 저산소증으로 인한 지연성 신경학적 후유증을 줄이는 데 표준 치료로 사용됩니다. 시안화물 중독, 감압병(잠수병), 가스색전증 등 응급상황에도 적용됩니다.

5. 염증성 및 감염성 질환의 보조 치료

가스괴저, 혐기성 세균 감염, 만성 연부조직 감염 등에서 산소의 항균 작용과 면역 세포 활성화로 감염 조절을 돕습니다. 자가면역 질환에서 염증성 사이토카인 억제, 조직 부종 감소, 면역 조절 효과가 보고되고 있습니다.

6. 기타 적용 분야

돌발성 난청, 중심 망막 동맥 폐쇄 등 혈관성 급성 질환에서 청각 및 시각 회복을 돕는 부가적인 치료로 활용됩니다. 항암제 및 방사선 치료 후 조직 회복, 면역력 강화, 피로감 개선 등에도 적용 사례가 점차 늘어나고 있습니다.

특히 암 치료에서는 고압산소 치료가 보조 요법으로 주목받고 있습니다. 암세포는 저산소 환경을 선호하고, 이런 환경에서 더 공격적으로 변할 수 있는데요. 고압산소 치료를 통해 종양 조직의 산소화를 개선하면 암세포의 성장을 억제하고 방사선 치료와 항암제의 효과를 높일 수 있다는 연구 결과들이 있습니다.

체온과 산소의 상호작용

체온과 산소는 서로 밀접하게 연관되어 있습니다. 체온이 올라가면 대사가 활성화되어 더 많은 산소가 필요하게 됩니다. 반대로 산소 공급이 부족하면 체온 유지에 필요한 에너지 생산이 어려워져 체온이 떨어질 수 있습니다.

응급실에서 저체온 환자를 치료할 때, '워밍 블랭킷'이라는 특수 담요와 따뜻하게 데운 식염수를 사용해 체온을 올립니다. 호흡곤란이나 심장 질환, 의식 저하 환자에게는 산소마스크를 통해 고농도 산소를 공급하죠. 이처럼 체온과 산소는 생명 유지의 필수 요소예요.

일상생활에서 체온과 산소 수준을 최적화하기 위한 몇 가지 방법을 소개합니다.

1. 규칙적인 운동

하루 30분 이상 빠르게 걷기, 조깅, 수영 등 유산소 운동은 체온을 올리고 혈류를 개선하여 말초 조직에 산소 공급을 증가시킵니다. 특히 등에서 땀이 날 정도의 운동이 효과적입니다.

2. 적절한 수분 섭취

충분한 수분은 혈액 순환을 원활하게 하여 산소 운반을 돕습니다. 하루 1.5~2리터의 물을 마시는 것이 좋습니다.

3. 균형 잡힌 식사

철분이 풍부한 음식(현미, 초록색 채소, 육류 등)은 적혈구 생성을 돕고, 비타민C는 철분 흡수를 촉진합니다. 항산화 성분이 풍부한 채소와 과일은 조직의 산소 이용 효율을 높입니다.

4. 충분한 수면

수면 중에는 체온이 자연스럽게 조절되고 세포 재생과 회복이 이루어집니다. 7~8시간의 양질의 수면을 취하세요.

5. 스트레스 관리

만성적인 스트레스는 혈관을 수축시켜 혈류와 산소 공급을 감소시킵니다. 명상, 요가, 취미 활동 등을 통해 스트레스를 관리하세요.

6장

건강 검진, 언제 어떻게 받아야 할까?

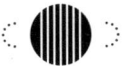

연령대별
필수 건강 검진 항목

"아무 증상도 없는데 굳이 건강 검진을 받을 필요가 있을까요?"

이런 질문을 종종 받습니다. 저의 답은 이렇습니다.

"바로 그래서 건강 검진이 필요합니다."

건강 검진은 증상이 없는 상태에서 질병을 조기에 발견하기 위한 것입니다. 많은 만성 대사 질환과 이에 관련된 합병증들이 초기에는 아무런 증상을 보이지 않죠. 그래서 증상이 나타날 때까지 기다리면 이미 치료가 가능한 시기를 놓칠 수 있습니다. 특히 암, 고혈압, 당뇨병, 간경변, 만성 콩팥병 같은 만성 질환은 초기에 발견해 관리하는 것이 매우 중요합니다.

건강 검진은 나이에 따라 받아야 할 검사 항목과 주기가 다릅니다. 현재 건강보험공단에서 시행 중인 국가 건강 검진 항목을 기준으로 알아보겠습니다.

1. 20~30대

이 연령대는 상대적으로 건강한 시기이지만, 건강한 생활습관을 점검하고 기초적인 건강 상태와 정신 건강 상태를 확인하는 것이 중요합니다.

- 일반 건강 검진(신체 계측, 시력, 청력, 흉부 방사선, 혈액, 소변 검사, 구강 검진): 2년마다 한 번
- 콜레스테롤 검사: 남성 24세 이상 4년에 한 번(여성은 40세 이상)
- 자궁경부암 검사: 20세 이상 여성 2년에 한 번 자궁경부 세포진 검사
- 정신 건강 검진: 2025년부터 신설된 검진으로 2년마다 한 번

2. 40대

40대가 되면 건강 검진이 더욱 중요해집니다. 이 시기부터 많은 만성 질환의 위험이 증가하기 시작합니다.

- **일반 건강 검진**: 1~2년에 한 번
- **콜레스테롤 검사**: 4년에 한 번(위험 요인이 있는 경우 더 자주)
- **위암 검진**: 2년에 한 번, 위내시경 또는 위장 조영촬영
- **유방암 검진**: 40세 이상 여성 2년마다 한 번 유방 촬영술

3. 50대 이상

50대부터는 건강 검진의 중요성이 더욱 커집니다. 이 시기에는 암, 심혈관 질환, 골다공증 등의 위험이 더욱 증가합니다.

- **일반 건강 검진**: 1년에 한 번
- **대장암 검진**: 1년마다 분변잠혈검사, 5~10년마다 대장 내시경
- **폐암 검진**: 고위험군(30갑년 이상 흡연자)의 경우 2년마다 저선량 CT 스캔
- **골밀도 검사**: 54세, 66세 여성
- **인지 기능 장애**: 66세 이상 2년마다

일반 국가 건강 검진은 국민건강보험공단에서 전액 부담합니다. 암 검진의 경우, 공단이 90%를 부담하고 검진을 받는 사람이 10%를 부담합니다. 자궁경부암과 대장암 검진은 공단이

전액 부담합니다.

본인의 나이에 해당하는 검진이 있을 때 우편 또는 휴대전화를 통한 알림이 옵니다. 그러면 그 검진을 건너뛰지 말기를 강력히 권합니다. 바쁘거나 귀찮다는 이유로 검진을 해를 넘겨 건너뛰거나 12월 말까지 미루면 검진받기가 더 어려워져요.

위암 검진의 경우 고통스러운 위내시경 대신 비교적 간단한 검사인 위장 조영촬영(조영제를 먹고 엑스레이 촬영)을 선호하는 경우가 있는데, 이는 좋은 생각이 아닙니다. 위내시경 검사가 정확도가 높고 이상 병변을 발견하면 바로 조직검사를 시행할 수 있어서 더 추천합니다.

건강 검진의 목적은 무증상 상태에서 질병을 조기에 발견하는 것입니다. 반면, 이미 증상이 있다면 그것은 건강 검진이 아닌 해당 진료과에서 의심 질환을 진단하기 위한 검사가 필요해요.

예를 들어, 소화불량 증상이나 구역, 구토가 발생하거나 변비, 설사, 혈변이 자주 나타난다면, 건강 검진을 받는 것이 아니라 소화기 내과에 가서 진찰을 받고 필요한 검사를 받아야 하죠. 간헐적인 흉통이나 두통, 어지러움이 있으면 지켜보다 건강 검진에서 확인할 것이 아니라, 순환기내과, 신경과, 신경외과에서 심뇌혈관에 관한 검사를 받아야 합니다.

뚜렷한 증상이 있는데 건강 검진에서 검사가 될 것으로 생각해 기다렸다가 검진만 받으면, 꼭 필요한 해당 질환에 관한 특수한 검사를 하지 못할 가능성이 있습니다. 증상이 있다면 건강 검진이 아니라 해당과 진료 먼저, 꼭 기억하세요!

건강 검진 결과 확인할 때 알아야 할 점

건강 검진을 받은 후에는 결과를 제대로 이해하고 적절한 후속 조치를 하는 것이 중요합니다. 대부분의 건강 검진 결과는 '정상' 또는 '비정상'으로 표시하는데요. 비정상이면 추가 검사나 전문의 상담이 필요할 수 있습니다.

여기서 주의할 점은 '정상'이라는 결과가 반드시 질병이 없다는 것을 의미하지는 않는다는 것입니다. 모든 검사에는 한계가 있고, 위음성(질병이 있지만, 검사에서 발견되지 않는 경우)의 가능성이 있습니다. '비정상' 결과가 반드시 심각한 질병을 의미하는 것도 아닙니다. 일시적인 변화나 생리적 요인으로 인해 비정상 결과가 나올 수도 있습니다.

건강 검진에서 이상 결과를 받으면 담당 의사나 건강 관리 전문가와 상담을 하고, 결과의 의미, 필요한 후속 조치, 생활습관 개선 방안 등에 대해 논의하는 것이 좋습니다.

건강 검진에 대한 불안감이나 두려움 때문에 검진을 미루는 경우가 있죠. 하지만 그랬다가는 오히려 더 큰 건강 문제에 맞닥뜨릴 수 있습니다. 검진 결과가 좋다면 안심할 수 있고, 문제가 발견된다면 조기에 대처할 수 있다고 생각하세요.

그렇다고 해서 건강 검진 결과에 지나치게 의존하거나 강박적으로 걱정하는 것도 좋지 않습니다. 건강 검진은 건강 상태를 평가하는 여러 도구 중 하나일 뿐이에요. 그리고 결과는 현재 상태의 '스냅샷'에 불과합니다. 중요한 것은 검진 결과와 의사의 조언을 바탕으로 일상에서 건강한 생활습관을 실천하는 것입니다.

7장

건강을 위한 작은 실천 가이드

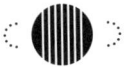

일상에서 쉽게 실천할 수 있는 건강 습관

건강한 삶을 위해 꼭 거창한 변화가 필요한 것은 아닙니다. 작은 실천들이 모여 큰 변화를 만들어낼 수 있죠. 응급실에서 오랜 시간 환자들을 진료하면서 느낀 점은, 건강을 잃은 후에야 그 소중함을 깨닫는 경우가 너무나 많다는 것입니다.

일상에서 쉽게 실천할 수 있는 건강 습관들을 소개할게요. 건강한 생활습관을 기르기 위한 첫 번째 단계는 작은 변화부터 시작하는 것입니다.

갑자기 모든 것을 바꾸려 하면 지속하기 어렵죠. 하루에 한 가지씩, 일주일에 두세 가지씩 점진적으로 변화를 주는 것이 좋습니다.

우선 물을 충분히 마시는 습관을 들이세요. 우리 몸의 60%는 물로 이루어져 있습니다. 충분한 수분은 세포 대사를 원활하게 하고, 노폐물 배출을 돕습니다. 아침에 일어나자마자 한 잔의 물을 마시는 것부터 시작해보세요. 일반적인 권장량은 1.5~2리터 내외지만 필요량은 사람마다 다르므로, 책상이나 가방에 물병을 두고 수시로 마시는 습관을 들이면 건강한 수분 섭취에 도움이 됩니다.

다음으로, 일상 속 걷기를 늘려보세요. 굳이 시간을 내서 운동하지 않더라도, 일상에서 걷는 시간을 늘리는 것만으로도 큰 효과가 있습니다. 버스나 지하철에서 한 정거장 일찍 내려 걷거나, 엘리베이터 대신 계단을 이용해보세요. 이처럼 작은 실천이 모여 하루 8천 보를 채우는 데 도움이 됩니다.

식습관 개선도 중요합니다. 당장 완전히 식단을 바꾸는 것은 어렵겠죠. 그래도 우선 외식을 줄이고 초가공식품으로 된 간편식이나 과자, 음료수부터 끊어봅시다. 그리고 하루 한 끼라도 건강한 식사를 하는 것부터 시작해보세요.

평생 건강을 위한 하루 루틴

건강한 하루는 아침부터 시작됩니다. 일어나자마자 스트레칭으로 굳어 있는 근육을 풀어주고, 뜨겁거나 차갑지 않은 물 한 잔을 마십니다. 이것만으로도 몸의 대사를 활성화하는 데 도움이 돼요. 사람이 체내에서 합성하지 못해 외부 섭취가 필요한 비타민 C 복용도 추천합니다.

아침 식사는 가볍게 하되, 단백질과 식이섬유가 풍부한 음식을 선택하세요. 달걀, 두부, 무가당 요거트, 통곡물, 계절 과일 등이 좋은 선택입니다.

아침 식사 후 가능하다면 10분 정도 햇볕을 쬐며 걷는 것도 좋습니다. 아침 햇빛은 생체 리듬을 조절하고 비타민 D 합성에 도움이 되거든요. 대중교통을 이용한 출근은 운동량을 채우는 데에도 도움이 됩니다.

낮에는 한 시간마다 잠시 자리에서 일어나 스트레칭을 하거나 물을 마시는 시간을 가지세요. 커피나 음료는 수분을 보충해 주지 못합니다. 과다한 당분이 있거나 이뇨작용이 있기 때문입니다. 오직 물이 필요합니다.

장시간 고정된 자세로 앉아 있는 것은 혈액 순환을 방해하고 근육 긴장을 유발합니다. 그래서 자주 일어나 움직이는 기회를 만드는 것이 좋아요.

점심 메뉴는 짜고 자극적인 음식이나 편의점 간편식을 피하고 채소 가득한 한식이나 도시락을 활용해보세요. 점심 후에는 디저트 먹는 걸 피하고 10분 정도 걷는 것이 소화와 혈당을 낮추는 데 도움이 됩니다.

퇴근 후에는 가볍게 운동하는 시간을 가지세요. 헬스장에서 하는 운동도 좋지만, 집 앞 공원을 뛰는 러닝이나 아파트 계단 오르기도 좋습니다. 이게 여의찮다면 하루에 8천 보 정도 빠르게 걷는 것도 좋습니다. 빠르게 걷기 운동만으로도 인슐린 민감도를 올리고 혈당을 낮출 수 있어 만성 대사 질환 예방에 도움이 됩니다.

저녁 식사는 가볍게 드시고, 소화를 위해 잠자리에 들기 2~3시간 전에는 식사를 마치는 것이 좋습니다. 식사 후에는 TV나 스마트폰 사용을 자제하고, 독서나 명상 같은 조용한 활동을 통해 마음을 안정시키세요. 수면 전에 전자기기를 사용하는 것은 멜라토닌 분비를 방해해 수면의 질을 떨어뜨립니다.

수면 전에는 간단한 스트레칭이나 명상을 통해 몸과 마음을 이완시키는 것이 좋습니다. 특히 명상은 부교감신경을 활성화해 깊은 수면에 도움이 돼요. 코끝에 집중하며 3초 호흡법을 실천해보세요. 천천히 3초간 숨을 들이쉬고 3초간 내쉬면서 몸의 긴장을 풀면, 수면의 질이 크게 향상됩니다.

멜라토닌이 풍부하게 분비되는 밤 10시부터 새벽 2~3시까지는 충분히 자는 것이 이상적입니다. 조용하고 어두운 환경에서 7~8시간 양질의 수면을 취하는 것은 면역력 강화와 세포 재생에 필수입니다.

건강 관리를
꾸준히 지속하려면

건강 습관을 오래 유지하기 위해서는 지속 가능한 방법을 찾는 것이 중요합니다. 너무 엄격하거나 극단적인 방법은 오래 가지 못합니다. 자신의 생활 방식과 선호도를 고려한 맞춤형 계획을 세우세요.

작은 성공 경험을 쌓아가는 것도 중요해요. 하루에 8천 보 걷기가 어렵다면, 3천 보부터 시작해 점차 늘려가세요. 따로 시간을 내기 어려우면 하루 한 번 계단 이용하기로 시작해보세요.

매일 조금씩 발전하는 자신의 모습을 기록하고 격려하면 동기 부여에 도움이 됩니다.

건강 습관을 함께 실천할 동료를 찾는 것도 좋은 방법이에요. 가족이나 친구와 함께 운동하거나, 건강한 식사를 함께 나누면 더 즐겁게 지속할 수 있겠죠.

직장 동료들과 함께 점심 후 걷기 모임을 만들거나, 온라인 커뮤니티를 통해 같은 목표를 가진 사람들과 교류하는 것도 도움이 됩니다.

건강 습관을 일상에 통합하는 것이 중요해요. 특별히 시간을 내기보다는 일상 활동에 건강한 습관을 녹여내세요. 예를 들어, 좋아하는 TV 프로그램을 볼 때 유산소 운동을 하거나, 출퇴근 시간을 걷기 시간으로 활용하는 것입니다.

그렇다고 자신에게 너무 가혹하지 마세요. 완벽을 추구하다 보면 오히려 지속하기 어려워집니다. 가끔 계획에서 벗어나더라도 자책하지 말고, 다시 시작할 수 있다는 마음가짐을 가지세요. 건강은 평생의 여정입니다.

응급실에서 만나는 많은 환자가 "조금만 일찍 건강에 신경 썼더라면…"이라는 후회를 합니다. 하지만 건강을 위한 가장 좋은 시작점은 바로 지금입니다. 오늘부터 작은 변화를 시작해보세요. 오늘, 일상의 작은 실천이 모여 건강한 삶으로 이어질 것입니다.

| 나가는 글 | **하루하루 조금씩
나아지는 삶**

돌이켜보면 저 역시 20대 때는 건강에 별로 신경을 쓰지 못했던 것 같습니다. 학생 시절 온라인 음악방송을 하며 채널을 관리한다고 매일 밤을 새워 몸을 혹사하고, 새벽에 쪽잠을 자는 생활을 반복했습니다.

낮에는 과외 아르바이트와 2주마다 돌아오는 시험 준비로 스트레스가 심했죠. 먹는 것도 제대로 관리하지 못했고, 운동 계획도 따로 없이 하루하루를 그냥 버텨냈습니다.

그런 제가 정신을 차리게 된 건 응급의학과 전문의가 된 후였습니다. 19년간 응급실에서 수많은 환자가 뇌혈관 질환과 심혈관 질환으로 쓰러지는 모습을 지켜봤습니다. 소중한 생명을 잃거나 심각한 후유증으로 가족들까지 고통에 빠지는 모습을 보면서 깨달았죠.

'건강이 돈보다 훨씬 중요한 가치구나. 오래 사는 것이 목표가 아니라 누워 지내지 않고 활동적인 노년을 보내는 것이 진짜 목표구나.'

그러던 중 3년 전, MBC 다큐멘터리 〈목숨 걸고 편식하다〉를 통해 알게 된 황성수 선생님의 힐링스쿨에 직접 참여할 기회가 생겼습니다. 황성수 교장선생님(힐링스쿨에서의 호칭)은 이렇게 말했습니다.

"식생활 습관을 바꾸려면 학교에 다시 입학한 것처럼 새로 배우고 완전히 습관을 바꿔야 한다. 그 습관을 바꾸는 데에는 최소한 2주간의 연습이 필요하다."

2주간 통곡물 자연식물식, 쉬운 표현으로 현미 채식으로 식사를 바꾸고, 매일 3~4km를 걷는 것에서 시작해 나중에는 등산을 함께했습니다. 저녁 6시 이후 금식을 유지하며 깊은 잠을 자고, 아침 6시에 일어나 혈압과 혈당, 키와 체중을 측정하는 생활을 30명의 학생(나이든 학생들이죠)과 함께했습니다.

2주 뒤에 어떤 변화가 일어났을까요?

고혈압, 당뇨약을 복용하던 사람 중 절반 이상이 약을 완전히 끊었고, 나머지 사람들도 약을 줄이는 데 성공했습니다. 그뿐만 아니라 수면장애, 우울, 불안, 류머티즘 증상, 알레르기 증상이 호전되는 효과를 보였습니다. 혈액 검사에서도 헤모글로빈 수치와 CRP 염증 수치, 콜레스테롤 수치가 개선된 것을 확인할 수 있었습니다.

고혈압, 당뇨약을 이렇게 짧은 시간 안에 끊을 수 있다는 것을 직접 눈으로 본 저는 깜짝 놀랐습니다. 그리고 이 길을 저의 소임으로 삼아야겠다는 결심을 하게 되었습니다.

제 나이 45세, 만성 질환의 고위험 한복판에 있는 나이가 되었습니다. 하지만 채식 중심의 식사를 유지하며 평소 체중에서 10kg이 줄어든 현재, 혈압과 당뇨는 원래 없었지만 건강 검진에서 항상 들었던 "고지혈증 위험군입니다"라는 소견은 사라진 지 오래입니다.

응급실에서 19년을 보내며 깨달은 것은 우리 몸이 보내는 신호를 무시하면 안 된다는 사실입니다. 우리 몸은 거짓말을 하지 않습니다. 피곤하다는 신호, 소화가 안 된다는 신호, 잠이 오지 않는다는 신호…. 이 모든 것은 우리에게 뭔가를 말하고 있습니다.

하지만 다행히 우리 몸은 놀라운 회복력을 가지고 있습니다. 올바른 방향으로 생활습관을 바꾸면 몸은 반드시 긍정적으로 반응합니다.

이 책을 통해 여러분이 자신의 몸이 보내는 신호를 제대로 읽고, 건강한 변화를 만들어가길 바랍니다.

참고 문헌

1. Korean Society of Hypertension(KSH) - Hypertension Epidemiology Research Working Group. (2025). Korea Hypertension Fact Sheet 2024: nationwide population-based analysis with a focus on young adults. Clin Hypertens. 2025;31(1):e11.

2. The 10-Year Trend of Out-of-hospital Cardiac Arrests: a Korean Nationwide Population-Based Study Korean Circ J. 2021 Oct;51(10):866-874. https://doi.org/10.4070/kcj.2021.0127

3. Accelerometer-Measured Sedentary Behavior and Risk of Future Cardiovascular Disease Journal of the American College of Cardiology Volume 85, Issue 5, 11 February 2025, Pages 473-486

4. Long-Term Leisure-Time Physical Activity Intensity and All-Cause and Cause-Specific Mortality: A Prospective Cohort of US Adults Circulation Volume 146, Number 7

5. Campbell, MA, Ford, C and Winstanley, MH. 4.8 Cardiovascular disease and secondhand smoke. Tobacco in Australia: Facts and issues. Melbourne : Cancer Council Victoria; 2017.

6. Short sleep is associated with higher prevalence and increased predicted risk of cardiovascular diseases in an Iranian population: Fasa PERSIAN Cohort Study Sci Rep 10, 4608 (2020). https://doi.org/10.1038/s41598-020-61506-0

7. Mortality after non-surgically treated acute type A aortic dissection is higher than previously reported Eur J Cardiothorac Surg. 2024 Feb 1;65(2):ezae039.

8. Part 4: The Automated External Defibrillator : Key Link in the Chain of Survival Circulation. Volume 102, Number suppl_1. https://doi.org/10.1161/circ.102.suppl_1.I-60

9. Kalaria RN, Akinyemi R, Ihara M. Stroke injury, cognitive impairment and vascular dementia. Biochim Biophys Acta. 2016 May;1862(5):915-25. doi: 10.1016/j.bbadis.2016.01.015. pubmed.ncbi.nlm.nih.gov/26806700

10. Hypertension, Angiotensin, and Stroke: Beyond Blood Pressure Stroke. Volume 35, Number 2.

11. The Impact of History of Hypertension and Type 2 Diabetes at Baseline on the Incidence of Stroke and Stroke Mortality Stroke. Volume 36, Number 12.

12. Sleep Patterns and the Risk of Acute Stroke Results From the INTERSTROKE International Case-Control Study Neurology. May 23, 2023 issue. 100 (21) e2191-e2203

13. Lee TK, Huang ZS, Ng SK, Chan KW, Wang YS, Liu HW, Lee JJ. Impact of alcohol consumption and cigarette smoking on stroke among the elderly in Taiwan. Stroke. 1995 May;26(5):790-4. doi: 10.1161/01.str.26.5.790.

14. Shah RS, Cole JW. Smoking and stroke: the more you smoke the more you stroke. Expert Rev Cardiovasc Ther. 2010 Jul;8(7):917-32. doi: 10.1586/erc.10.56.

15. Hillbom M, Saloheimo P, Juvela S. Alcohol consumption, blood pressure, and the risk of stroke. Curr Hypertens Rep. 2011 Jun;13(3):208-13. doi: 10.1007/s11906-011-0194-y.

16. Johnston SC. Short-term prognosis after a TIA: a simple score predicts risk. Cleve Clin J Med. 2007 Oct;74(10):729-36. doi: 10.3949/ccjm.74.10.729.

17. Saver JL. Time is brain--quantified. Stroke. 2006 Jan;37(1):263-6. doi: 10.1161/01.STR.0000196957.55928.ab.

18. Williamson JD. Primary results from SPRINT MIND 2020. Alzheimers Dement. 2025 Jan 9;20(Suppl 8):e095413. doi: 10.1002/alz.095413.

19. Almdal T, Scharling H, Jensen JS, Vestergaard H. The Independent Effect of Type 2 Diabetes Mellitus on Ischemic Heart Disease, Stroke, and Death: A Population-Based Study of 13 000 Men and Women With 20 Years of Follow-up. Arch Intern Med. 2004;164(13):1422 – 1426. doi:10.1001/archinte.164.13.1422

20. Brunner EJ, Welch CA, Shipley MJ, Ahmadi-Abhari S, Singh-Manoux A, Kivimäki M. Midlife Risk Factors for Impaired Physical and Cognitive Functioning at Older Ages: A Cohort Study. J Gerontol A Biol Sci Med Sci. 2017 Feb;72(2):237-242. doi: 10.1093/gerona/glw092. Epub 2016 Jun 6.

21. Hadanny A, Rittblat M, Bitterman M, May-Raz I, Suzin G, Boussi-Gross R, Zemel Y, Bechor Y, Catalogna M, Efrati S. Hyperbaric oxygen therapy improves neurocognitive functions of post-stroke patients – a retrospective analysis. Restor Neurol Neurosci. 2020;38(1):93-107. doi: 10.3233/RNN-190959.

22. Rodriguez-Brenes IA, Wodarz D, Komarova NL. Quantifying replicative senescence as a tumor suppressor pathway and a target for cancer therapy. Sci Rep. 2015 Dec 9;5:17660. doi: 10.1038/srep17660.

23. Murakami K, Matsubara H. Chronology of gastrointestinal cancer. Surg Today. 2018 Apr;48(4):365-370. doi: 10.1007/s00595-017-1574-y. Epub 2017 Aug 9.

24. Lee SA, Kang D, Shim KN, Choe JW, Hong WS, Choi H. Effect of diet and Helicobacter pylori

infection to the risk of early gastric cancer. J Epidemiol. 2003 May;13(3):162-8. doi: 10.2188/jea.13.162.

25. Wu S, Hannun Y. The importance of extrinsic factors in the development of cancers. Mol Cell Oncol. 2016 Feb 24;3(3):e1143079. doi: 10.1080/23723556.2016.1143079.

26. Anand P, Kunnumakkara AB, Sundaram C, et al. Cancer is a preventable disease that requires major lifestyle changes. Pharm Res. 2008;25(9):2097-116. doi:10.1007/s11095-008-9661-9.

27. Bosetti C, Lucenteforte E, Silverman DT, et al. Cigarette smoking and pancreatic cancer: an analysis from the International Pancreatic Cancer Case-Control Consortium (Panc4). Ann Oncol. 2012;23(7):1880-8. doi:10.1093/annonc/mdr541.

28. Seitz HK, Stickel F. Acetaldehyde as an underestimated risk factor for cancer development: role of genetics in ethanol metabolism. Genes Nutr. 2010 Jun;5(2):121-8. doi: 10.1007/s12263-009-0154-1. Epub 2009 Oct 22.

29. Bagnardi V, Rota M, Botteri E, et al. Alcohol consumption and site-specific cancer risk: a comprehensive dose-response meta-analysis. Br J Cancer. 2015;112(3):580-93. doi:10.1038/bjc.2014.579.

30. Kolb R, Sutterwala FS, Zhang W. Obesity and cancer: inflammation bridges the two. Curr Opin Pharmacol. 2016 Aug;29:77-89. doi: 10.1016/j.coph.2016.07.005.

31. Aune D, Greenwood DC, Chan DS, et al. Body mass index, abdominal fatness and pancreatic cancer risk: a systematic review and non-linear dose-response meta-analysis of prospective studies. Ann Oncol. 2012;23(4):843-52. doi:10.1093/annonc/mdr398.

32. Turesky RJ. Mechanistic Evidence for Red Meat and Processed Meat Intake and Cancer Risk: A Follow-up on the International Agency for Research on Cancer Evaluation of 2015. Chimia (Aarau). 2018 Oct 31;72(10):718-724. doi: 10.2533/chimia.2018.718.

33. Nan HM, Park JW, Song YJ, et al. Kimchi and soybean pastes are risk factors of gastric cancer. World J Gastroenterol. 2005;11(21):3175-81. doi:10.3748/wjg.v11.i21.3175.

34. Wroblewski LE, Peek RM Jr, Wilson KT. Helicobacter pylori and gastric cancer: factors that modulate disease risk. Clin Microbiol Rev. 2010 Oct;23(4):713-39. doi: 10.1128/CMR.00011-10.

35. Lei YR, Liao F, Tian Y, et al. Investigating the crosstalk between chronic stress and immune cells: implications for enhanced cancer therapy. Front Neurosci. 2023;17:1321176. doi:10.3389/

fnins.2023.1321176.

36. Song S, Lei L, Zhang R, et al. Circadian disruption and breast cancer risk: evidence from a case-control study in China. Cancers (Basel). 2023;15(2):419. doi:10.3390/cancers15020419.

37. Clinicopathological Characteristics of Asymptomatic Young Patients with Gastric Cancer Detected during a Health Checkup The Korean Journal of Gastroenterology 2019;74(5):281-290. DOI: https://doi.org/10.4166/kjg.2019.74.5.281

38. Lung Cancer Screening with Low-Dose CT: Current Status in Other Countries J Korean Soc Radiol. 2019 Sep;80(5):849-859. Korean.

39. Anand P, Kunnumakkara AB, Sundaram C, et al. Cancer is a preventable disease that requires major lifestyle changes. Pharm Res. 2008;25(9):2097-116. doi:10.1007/s11095-008-9661-9.

40. Mucci LA, Hjelmborg JB, Harris JR, et al; Nordic Twin Study of Cancer (NorTwinCan) Collaboration. Familial risk and heritability of cancer among twins in Nordic countries. JAMA. 2016;315(1):68-76. doi:10.1001/jama.2015.17703.

41. Li, J., Liu, W., Li, H. et al. Changes of metabolic syndrome status alter the risks of cardiovascular diseases, stroke and all cause mortality. Sci Rep 15, 5448 (2025).

42. Park SE, Ko SH, Kim JY, et al. Diabetes Fact Sheets in Korea 2024. Diabetes Metab J. 2025;49(1):24-33. doi:10.4093/dmj.2024.0818. Epub 2025 Jan 1. Erratum in: Diabetes Metab J. 2025;49(3):524. doi:10.4093/dmj.2024.0818.c1.

43. RETRACTION: Association Between Diabetic Retinopathy and Diabetic Foot Ulcer in Patients With Diabetes: A Meta-Analysis. Int Wound J. 2025 Mar;22(3):e70312. doi:10.1111/iwj.70312.

44. Jin ES, Shim JS, Kim SE, et al; Committee of Public Relation of the Korean Society of Lipid and Atherosclerosis. Dyslipidemia Fact Sheet in South Korea, 2022. J Lipid Atheroscler. 2023;12(3):237-51. doi:10.12997/jla.2023.12.3.237.

45. Relationship between Abdominal Obesity and Prevalence of Other Chronic Diseases in Korean Adults: Based on the Korea National Health and Nutrition Examination Survey 2016 to 2020. KJHP 2022, vol.22, no.4, pp. 194-200.

46. Bjornsdottir, H.H., Rawshani, A., Rawshani, A. et al. A national observation study of cancer incidence and mortality risks in type 2 diabetes compared to the background population over time. Sci Rep 10, 17376 (2020).

47. Parra-Soto S, Boonpor J, Lynskey N, Araya C, Ho F, Pell JP, Celis-Morales C. Association between visceral adiposity index and cancer risk in the UK Biobank cohort. Cancer. 2025 Jan 1;131(1):e35576. doi: 10.1002/cncr.35576.

48. Murea M, Ma L, Freedman BI. Genetic and environmental factors associated with type 2 diabetes and diabetic vascular complications. Rev Diabet Stud. 2012 Spring;9(1):6-22. doi: 10.1900/RDS.2012.9.6.

49. Drouard, G., Wang, Z., Heikkinen, A. et al. Lifestyle differences between co-twins are associated with decreased similarity in their internal and external exposome profiles. Sci Rep 14, 21261 (2024).

50. Lane MM, Gamage E, Du S, et al. Ultra-processed food exposure and adverse health outcomes: umbrella review of epidemiological meta-analyses. BMJ. 2024;384:e077310. doi:10.1136/bmj-2023-077310.

51. Zheng S, Yan J, Wang J, et al. Unveiling the effects of cruciferous vegetable intake on different cancers: a systematic review and dose-response meta-analysis. Nutr Rev. 2025;83(5):842-58. doi:10.1093/nutrit/nuae131.

52. Covington MB. Omega-3 fatty acids. Am Fam Physician. 2004 Jul 1;70(1):133-40.

53. Colberg SR, Sigal RJ, Fernhall B, et al; American College of Sports Medicine; American Diabetes Association. Exercise and type 2 diabetes: joint position statement. Diabetes Care. 2010;33(12):e147-67. doi:10.2337/dc10-9990.

54. Pinckard K, Baskin KK, Stanford KI. Effects of Exercise to Improve Cardiovascular Health. Front Cardiovasc Med. 2019 Jun 4;6:69. doi: 10.3389/fcvm.2019.00069.

55. McTiernan A, Friedenreich CM, Katzmarzyk PT, et al; 2018 Physical Activity Guidelines Advisory Committee. Physical activity in cancer prevention and survival: a systematic review. Med Sci Sports Exerc. 2019;51(6):1252-61. doi:10.1249/MSS.0000000000001937.

56. Shreves AH, Small SR, Walmsley R, et al. Amount and intensity of daily total physical activity, step count and risk of incident cancer in the UK BiobankBritish Journal of Sports Medicine 2025;59:839-847.

57. Stamatakis, Emmanuel, et al. Association of wearable device-measured vigorous intermittent lifestyle physical activity with mortality. Nature medicine 28.12 (2022): 2521-2529.

58. Bellini A, Scotto di Palumbo A, Nicolò A, et al. Exercise prescription for postprandial glycemic management. Nutrients. 2024;16(8):1170. doi:10.3390/nu16081170.

59. Jamil A, Gutlapalli SD, Ali M, et al. Meditation and its mental and physical health benefits in 2023.

Cureus. 2023;15(6):e40650. doi:10.7759/cureus.40650.

60. Xunlin NG, Lau Y, Klainin-Yobas P. The effectiveness of mindfulness-based interventions among cancer patients and survivors: a systematic review and meta-analysis. Support Care Cancer. 2020;28(4):1563-78. doi:10.1007/s00520-019-05219-9.

61. Cohen S, Doyle WJ, Alper CM, Janicki-Deverts D, Turner RB. Sleep habits and susceptibility to the common cold. Arch Intern Med. 2009 Jan 12;169(1):62-7. doi: 10.1001/archinternmed.2008.505.

62. Evans SS, Repasky EA, Fisher DT. Fever and the thermal regulation of immunity: the immune system feels the heat. Nat Rev Immunol. 2015 Jun;15(6):335-49. doi:10.1038/nri3843.

63. Polderman KH. Is therapeutic hypothermia immunosuppressive? Crit Care. 2012;16(Suppl 2):A8. doi: 10.1186/cc11266.

64. Fang H, Zhang Y, Wu Z, et al. Regional hyperthermia combined with chemotherapy in advanced gastric cancer. Open Med (Wars). 2019;14:85-90. doi:10.1515/med-2019-0012.

65. Teguh DN, Bol Raap R, Koole A, et al. Hyperbaric oxygen therapy for nonhealing wounds: treatment results of a single center. Wound Repair Regen. 2021;29(2):254-60. doi:10.1111/wrr.12884.

K | 신서 11849

몸이 보내는 마지막 신호들 30

1판 1쇄 발행 2025년 9월 29일
1판 3쇄 발행 2025년 12월 17일

지은이 최석재
펴낸이 김영곤
펴낸곳 ㈜북이십일 21세기북스

인생명강팀장 윤서진 인생명강팀 박강민 유현기 황보주향 심세미 이현지
디자인 김지혜
마케팅 이수진 유진선
영업팀 정지은 한충희 장철용 남정한 강경남 황성진 김도연 이민재 나은경 이정은
제작팀 이영민 권경민

출판등록 2000년 5월 6일 제1406-2003-061호
주소 (10881) 경기도 파주시 회동길 201(문발동)
대표전화 031-955-2100 팩스 031-955-2151 이메일 book21@book21.co.kr

㈜북이십일 경계를 허무는 콘텐츠 리더

21세기북스 채널에서 도서 정보와 다양한 영상자료, 이벤트를 만나세요!
페이스북 facebook.com/jiinpill21   포스트 post.naver.com/21c_editors
인스타그램 instagram.com/jiinpill21   홈페이지 www.book21.com
유튜브 youtube.com/book21pub

서울대 가지 않아도 들을 수 있는 명강의! 〈서가명강〉
'서가명강'에서는 〈서가명강〉과 〈인생명강〉을 함께 만날 수 있습니다.
유튜브, 네이버, 팟캐스트에서 '서가명강'을 검색해보세요!

ⓒ최석재, 2025

ISBN 979-11-7357-509-9 04510
      979-11-7117-537-6 (세트)

- 이 책 내용의 일부 또는 전부를 재사용하려면 반드시 ㈜북이십일의 동의를 얻어야 합니다.
- 잘못 만들어진 책은 구입하신 서점에서 교환해드립니다.
- 책값은 뒤표지에 있습니다.

45가지 작은 습관으로
평생 건강해지는 중년 건강 필독서

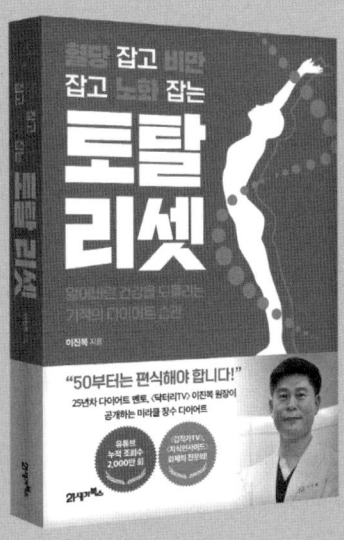

『혈당 잡고 비만 잡고 노화 잡는 토탈 리셋』
이진복 저 | 300쪽 | 19,800원

**당 관리, 최적의 식사 타이밍, 생활 밀착형 운동 습관까지,
전 국민 다이어트 멘토, 〈닥터리TV〉 이진복 원장의
미라클 장수 다이어트!**

25년간 다이어트 멘토로 활약한 〈닥터리TV〉 이진복 원장의 다이어트 노하우를 담은 첫 책이다. 혈당 관리 실패가 어떻게 당뇨에서 비만까지 이어지는지를 꼬집으면서 악순환을 끊고 건강한 몸으로 돌아가는 방법을 제시한다. 다이어트를 생활 전반에 녹일 때 우리 몸에 나타나는 변화부터 손쉬운 식단 관리 원칙과 운동 요령, 그리고 저속노화의 주안점까지 이 책에 모두 담겨 있다.

국내 사망 원인 1위,
암을 예방하는 궁극의 건강 습관

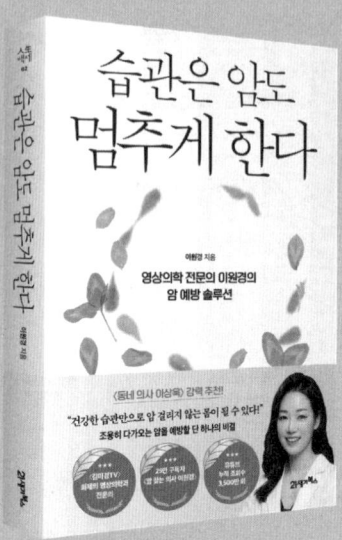

『습관은 암도 멈추게 한다』
이원경 저 | 316쪽 | 22,000원

암과 각종 질병 예방부터 건강한 생활 습관까지,
영상의학 전문의 이원경의 질병 예방 비법 92

31만 구독자를 보유한 유튜브 채널 〈암 찾는 의사 이원경〉의 첫 책이다. 영상의학과 전문의로서 30,000여 명의 환자를 진료한 이 원장은 인간의 몸에 어떻게 암세포가 똬리를 트는지 무수한 데이터를 통해 체감한 사람으로서, 이 책에서 각종 나쁜 습관에서 비롯된 암의 유형을 조목조목 살펴보고 적절한 치료 및 예방 지식을 제시한다.